2020年国家中医药管理局中医药传承创新平台建设项目
基于"道术结合"思路与多元融合方法的名老中医经验传承创新研究
（2018YFC1704100）
东北部地区名老中医学术观点、特色诊疗方法和重大疾病防治经验研究
（2018YFC1704105）

心病发微
——杨积武临证经验集

主　审　杨积武
主　编　王凤荣　杨　莺
副主编　李文杰　刘　彤　王金梁　陈　维　景雅婷
编　委　杜　毅　卢正华　刘金涛　王　帅　杨荣来
郑　娴　李　峥　史海蛟　吴继雷　路　爽

人民卫生出版社
·北　京·

图书在版编目(CIP)数据

心病发微：杨积武临证经验集 / 王凤荣，杨莺主编
.—北京：人民卫生出版社，2021.9
ISBN 978-7-117-21725-5

Ⅰ. ①心… Ⅱ. ①王…②杨… Ⅲ. ①心病(中医)—中医临床—经验—中国—现代 Ⅳ. ①R265.2

中国版本图书馆 CIP 数据核字(2021)第 217831 号

人卫智网	www.ipmph.com	医学教育、学术、考试、健康，购书智慧智能综合服务平台
人卫官网	www.pmph.com	人卫官方资讯发布平台

心病发微——杨积武临证经验集
Xinbing Fawei——Yang Jiwu Linzheng Jingyan Ji

主　　编：王凤荣　杨　莺
出版发行：人民卫生出版社（中继线 010-59780011）
地　　址：北京市朝阳区潘家园南里 19 号
邮　　编：100021
E - mail：pmph @ pmph.com
购书热线：010-59787592　010-59787584　010-65264830
印　　刷：北京汇林印务有限公司
经　　销：新华书店
开　　本：710 × 1000　1/16　印张：7　插页：2
字　　数：111 千字
版　　次：2021 年 9 月第 1 版
印　　次：2021 年 9 月第 1 次印刷
标准书号：ISBN 978-7-117-21725-5
定　　价：50.00 元
打击盗版举报电话：010-59787491　E-mail：WQ @ pmph.com
质量问题联系电话：010-59787234　E-mail：zhiliang @ pmph.com

杨积武简介

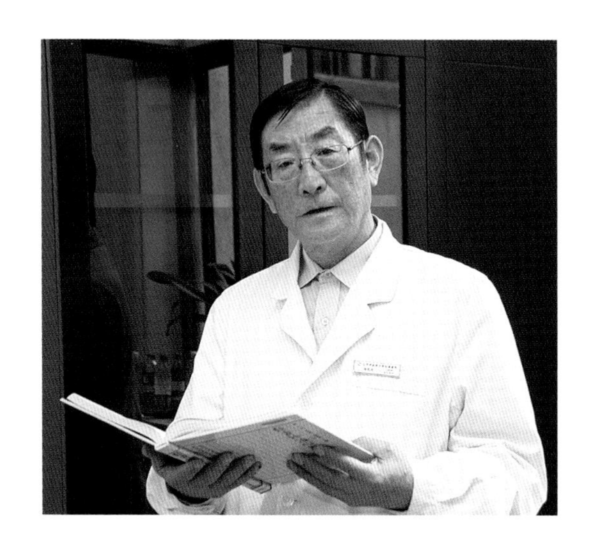

杨积武，男，汉族，1945 年 9 月生，籍贯山东蓬莱，共产党员。曾就读于辽宁中医学院，1968 年毕业后，悬壶桑梓；1970 年入大连医学院附属医院心血管科进修；1971 年作为优秀人才，奉调回到辽宁中医学院附属医院工作。

杨积武教授是辽宁中医药大学附属医院心血管科首席主任医师，博士、硕士研究生导师，第四批、第五批全国老中医药专家学术经验继承工作指导老师，国家中医药管理局心血管重点专科学术带头人，国家中医药管理局中医心病学重点学科学术带头人，2004 年被评为辽宁省名中医，同年组建心血管介入中心，2016 年被评为辽宁省中医大师。先后主持省市级科研课题 5 项，发表相关学术论文 30 余篇，参与 20 余种中药新药的临床研究工作。曾任辽宁省中医药学会心病专业委员会主任委员、中国中西医结合学会辽宁活血化瘀专业委员会副主任委员、中华中医药学会心病专业委员会委员等。

杨积武教授擅长运用中医药治疗心力衰竭、经皮冠状动脉介入治疗（percutaneous coronary intervention，PCI）术后心绞痛等多种心系病症，对扩张型心肌病所致心力衰竭的治疗具有独到之处。坚持中医理论与临床实践相结合，在继承古代医家学术思想的基础上，不断深入研究，根据五脏相生相克关系、天人合一理论，创立了“本于心，精于五脏论治，尤重脾肾阴阳”的中医心病学术思想体系，研制出治疗心衰病的院内制剂——强心宁合剂，应用于临床已30余年，对心力衰竭尤其是扩张型心肌病引起的心力衰竭收效显著。2012年成立了杨积武教授全国名老中医药专家传承工作室，推动了辽宁省中医、中西医结合心血管专业的发展。

杨积武教授专注中医事业50余年，咏诵经典，博闻强识，传承古训，不断创新。对待学术研究精益求精，治学态度严谨，强调实事求是，反对华而不实，结合西医学知识，在中医原有的理论基础上，勇于提出新的见解。教导学生循循善诱，诲人不倦，倾囊传授自己的宝贵经验。在临床工作中一丝不苟，详察病情，究其要害，制方严谨，用药精当，虽然求诊者众多，依然审慎为之，不论患者地位高低、亲疏远近，同样认真诊治，深受患者爱戴。

序

吾院创建之初，各地身负才学的中医师，不远千山，齐聚沈城，其间不乏王心一、王品三、黄香九、王文彦、彭静山等驰名远近的大家，一时间，“南广州，北辽宁”广为传誉。先贤前辈，才气超然，于内、外、妇、儿、骨诸科，皆有才艺拔萃、领军岐黄者。然春秋易过，笔墨难留，大师们临证经验宝贵丰富，而少有著述，或著而散轶，实为可惜。

愚知古人谓“立德”“立功”“立言”，三不朽矣。医道虽微，若精诚济世，著书利人，亦成不朽也。是以吾院用功于名老中医学术经验之整理，循序编撰，以传医道，业已付梓李玉奇、周学文、张静生、李德新、马智、郭恩绵、田维柱诸君之经验，颇具影响。

又有吾院李敬林、杨积武、刘元禄、王秀云四君，精究方术，思求经旨，术业各有专攻，或精于消渴诊疗，或强于心系辨证，或卓于骨病理法，或善于女科省疾。今喜闻四君众徒，各尽其力，岁历数稔，书考众家，将其师之学术思想、擅长理法、医论医话、个人小传等整理成册，不胜振奋！知吾院名老中医学术经验总结工作，又进一步矣。愚观丛书，验案丰富，理法俨然，初学者可以之为径，拾级而上；技高者可溯源《灵》《素》，举一反三。确为辛苦有得之论，可供为医者依凭。

“将升岱岳，非径奚为？欲诣扶桑，无舟莫适。”本丛书助有志者一步之力、一桨之功。而欲登中医之巅、欲达岐黄彼岸，所以依凭者，愚以为大抵有三：一曰志。欲有得于岐黄，必先立大医之志，立志乃修身修业之本，志向明确，则行止有度，取舍相宜；二曰勇。凡医之大才，应以万夫莫当之勇，勇担当而能屈伸，知不足而自信；三曰恒。古往今来，成大事者必有恒。夫为医者众，良医难得，非聪明不足，实用功未到也。学经典，做临床，跟名师，读百家，当循序渐进，脚踏实地，不得急功近利，朝秦暮楚。

众编委嘱余作序，愚勉力为之，冀丛书早日见梓，以飨读者。

辽宁中医药大学副校长
辽宁中医药大学附属医院院长

时戊戌年五月

前　言

杨积武教授是我国现代杰出的中医药专家，临床50余年，悬壶济世，秉持仁心，博采众长，医治患者达数十万人次，享誉海内外，曾前往泰国、马来西亚、新加坡、菲律宾、韩国等国家进行讲学，传播中医知识，推广学术经验，受到当地学者的一致好评。

杨积武教授1984年任辽宁中医学院附属医院内科急诊室副主任，1986年医院组建急症病房，杨积武教授担任第一任主任，1986年末任内三科主任，1990年任心血管内科主任，组建心血管科室，2004年组建心血管介入中心。2012年成立了杨积武教授全国名老中医药专家传承工作室。杨积武教授在继承和发扬传统中医的同时重视中医的科研创新，研制出治疗心衰病的院内制剂——强心宁合剂，应用于临床，对心力衰竭尤其是扩张型心肌病所致的心力衰竭收效显著。

杨积武教授临证诊病，一丝不苟，详察病情，究其要害，制方严谨，用药精当。治疗心病时，虽宗经旨，但加减变通之中亦有新意，对药物配伍、加减用量颇为重视，指出遣方用药“尤为第一要者，则只求中病，力戒庞杂”。杨老常云：“临证如临阵，用药如用兵，必须明辨证候，详慎组方，灵活用药，不知医理，即难辨证，辨证不明，无从立法，遂致堆砌药物，杂乱无章。”

杨积武教授淡泊名利，从不计较个人得失，认为医德与医术同样重要，以德统才，方为良医，真诚地对待病人，急病人之所急，想病人之所想，急其痛苦，急其困难，急其危亡，想其医治，想其速愈，想其安全。杨老诊治时详询病情，细究脉色，辨证认真，处方周密，医嘱详尽，态度谦和，几十年如一日，救死扶伤，不辞劳苦，深受患者爱戴。

杨积武教授治学态度严谨，重视临床实践，强调实事求是，反对华而不实。杨老将个人临床经验和学术思想，毫不保留地传授后辈，对于学生提出的问题总是在认真思索之后，耐心详细解答。杨老十分重视后备人才的培养，培养博士、硕士研究生38人，全国优秀中医临床人才6人，全国老中医药专家学术经验继承人7人，国家中医药管理局青年岐黄学者1人，辽宁省百千万人才工程百人层次3人，培养了许多临床、教学、科研工作负责人和学术带头人。

工作室成员数年来跟随杨积武教授出诊，在学术理论和临床实践上均有精进，此书为成员们继承学习后整理、撰写而成，充分体现了杨积武教授的诊治思路及辨证规律。

本书主要分为四章，第一章记载了杨积武教授的医术人生，让读者可以了解名医成才之路；第二章详述杨积武教授治疗心系病症的学术思想、医学论述；第三章系统总结了杨积武教授的临证经验，收录近百则典型医案，医案内容涵盖心衰病（心力衰竭）、胸痹心痛（冠心病）、PCI术后心绞痛、眩晕（原发性高血压）、心悸、心血管神经症六大心系病症，让读者可以领悟杨积武教授临证的理法方药；第四章为名医访谈，记录了杨积武教授在中医传承、人才培养等方面的诸多感悟。

此书是传承成果的展示，希望能真正将杨积武教授的学术思想及学术精华原汁原味地传承下去，愿杨积武教授之学术思想能发扬光大，精湛医术能惠及更多患者。

王凤荣　杨　莺

2021年6月

目　　录

第一章　名医之路

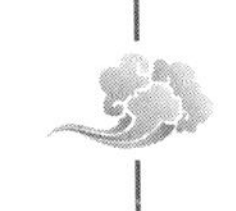

一、立志学医，读书求师

杨积武先生祖籍山东蓬莱，1945 年 9 月出生于辽宁丹东。自幼家境贫寒，兄弟姐妹较多。父亲是名药工，受父亲的影响，了解和认知了许多中药及其功效主治，对中药产生了浓厚的兴趣。由于兄弟姐妹体弱多病，所以，先生从小立志学习中医，并自学了《药性赋》《汤头歌诀》等。1962 年以优异的成绩考入了辽宁中医学院，在大学期间先生非常珍惜宝贵的学习时间，努力钻研，在完成各门课程的学习任务之余，深入攻读《内经》《伤寒论》《金匮要略》《神农本草经》等中医经典著作，并详细研究了《医宗金鉴》以及张锡纯的《医学衷中参西录》。实习期间认真向带教老师学习请教，并熟练掌握了西医各项诊疗操作技术，为以后的工作打下了良好的基础。1968 年以优异的成绩毕业，先生服从组织分配，来到辽宁省庄河县荣花山地区医院，在这里杨先生运用所学知识为广大农民兄弟看病治病。1969 年先生被分配到翠英大队，和当地农民同吃同住同劳动。有患者时拿起听诊器，没病人时手握锄头下田干农活，深受当地农民兄弟的爱戴。1970 年被作为技术骨干培养，送到大连医学院附属医院心血管科进修学习 1 年。1971 年 5 月作为优秀人才，奉调回到辽宁中医学院附属医院，从事内科临床、教学、科研工作。

先生调入辽宁中医学院附属医院后，作为青年学术骨干，曾先后师从于孙允中、田嘉禾、洪郁文教授等多名中医名家，在中医学方面打下深厚的基础。又师从西医名家宋培藻、崔尚志教授，西医诊疗水平也到了很大程度的提高。

孙允中教授时任内科病房主任，后曾任辽宁中医学院副院长。孙教授临床以仲景学说为宗旨，善用经方，在心血管系统疾病方面疗效独到。孙允中教授根据多年临床经验总结认为痰是动脉粥样硬化发生发展的病因病机，提出了从痰论治心血管疾病，应用于临床取得了较好的疗效。先生在孙允中教授那里获益颇丰，作为学生对孙允中教授治疗心血管疾病的学术思想和临床经验进行了总结。

田嘉禾教授在学术上注重对伤寒和温病的研究，从不沉陷于派别之争，而是从中汲取各派之长，应用于温热病的治疗之中。他认为"伤于寒者，邪气由表及里，当先用汗、清、下、和诸法，而后施以调补；病温者，应先以辛、凉、清，表里双解，疏散风热，而后施以养阴滋燥之品"。田教授对冠心病的治疗也颇有心得，认为气虚是冠心病心绞痛发病的主要病机之一。先生系统地总结了田教授的学术观点和主要的临床经验，结合自己的临床实践，形成了自己的学术思想体系。对后来西医开展的冠心病介入治疗术后再狭窄，提出其主要病机为气虚血瘀，并研制了治疗 PCI 术后再狭窄的有效方——益气通脉煎剂。受田教授的指点，先生对温热病也有较高的造诣，参与编写了《对热性病辨证施治的实践经验介绍》一书。

洪郁文教授是国家级名老中医，精于中医四大经典和《本草备要》《医宗金鉴》，从医 70 年来在医疗、教学、科研等方面都有独到建树。洪老擅长治疗内科常见病、多发病、疑难杂症，尤其是冠心病、高血压、心律失常、风湿病、消化性溃疡等，组方立法严谨灵活，用药不多，而贵在精，形成了药味少、用量少、价格廉、组方妙的特点。先生对洪教授的"内因与外因的辩证关系，局部与整体的辩证关系""脾胃一稳，五行皆安""用药灵活"等学术经验，进行了全面细致的总结和整理。对心衰病，洪教授指出阳虚是其发病的根本机制，治疗应以温阳益气为主。杨积武教授继承了洪教授治疗心衰的学术思想，并进行更加深入的研究，认为阳虚血瘀、水饮内停是心衰病的主要病机，并研制了治疗心衰病的有效方剂——强心宁合剂，作为院内制剂应用于临床，有效率达到了 90%。

宋培藻教授 1943 年毕业于新京医科大学，1951 年任辽宁省立医院内科主任，1958 年调任辽宁中医学院。宋教授治学严谨，临床工作中经验丰富，并专心学习中医经典著作，能够将中西医两法相结合，形成了一整套抢救和处理重危疾病的方法和手段，使很多濒于死亡的休克、中毒、顽固性心衰、呼衰、肾衰病人重获生机。先生跟随宋教授全面学习了西医对急、危、重患者的诊断和治疗的方法和经验，并且掌握的得心应手。

崔尚志教授1950年毕业于哈尔滨医科大学，1958年调入辽宁中医学院附属医院。崔教授拜名老中医为师，努力学习中医并开展中西医结合的研究工作，行医数十年来成功抢救了数以千计的危重病人。崔教授重点传授了先生西医对心血管疾病的认识和诊疗手段，使先生掌握了当时心血管疾病诊疗的最前沿方法。

在三位名老中医和二位西医名家的提携下，先生在辽宁省中医界迅速崭露头角，业务水平突飞猛进，成为临床学术骨干。1984年任辽宁中医学院附属医院内科急诊室副主任，同年光荣加入中国共产党，1986年医院组建急症病房，先生担任第一任主任，1986年末任内三科主任，1990年任心血管内科主任，组建心血管科室，1990年晋升为副主任医师，1993年破格晋升为主任医师，2004年被评为辽宁省名中医，2016年被评为辽宁中医大师。杨积武教授也是第四批、第五批全国老中医药专家学术经验继承工作指导老师；2012年经国家中医药管理局批准，成立了杨积武教授全国名老中医药专家传承工作室。

二、熟读经典，汇通诸家

先生认为学好经典著作是学习好中医的关键，历代不论哪种学术流派，均是以《内经》《难经》《伤寒》《金匮》《本草经》等经典著作为基础，因此在理解的基础上，反复背诵、熟记经典中的原文是十分必要的。学有根柢，见多识广，才能博采众长，汇通诸家，化裁创新。在学习各家学说时应着眼于心得发明之处，对各家之长又应探本求源，追踪其渊源，剖析其发明依据。

三、审慎求实，宗古创新

先生临证，一丝不苟，详察病情，究其要害，制方严谨，用药精当。师古而有创新，药味平淡而有出奇制胜之妙，对许多疑难杂症，颇有建树。

先生治疗心病，虽宗经旨，但加减变通之中亦有新意。对药物配伍、加减、用量颇为重视，指出遣方用药"尤为第一要者，则只求中病，力戒庞杂"。因而对方药配伍之微细差别，用量多少之作用异同，皆有精辟的见解。常云："临证如临阵，用药如用兵，必须明辨证候，详慎组方，灵活用药，不知医理，即难辨证，辨证不明，无从立法，遂致堆砌药物，杂乱无章。"

四、他山之石，可以攻玉

先生善于取历代各家之精华，乐于学习同道之长处，从不闭门自守，自恃门户之见，而是不论派别，兼收并蓄，融各家之说于一炉，参以己见，使之更臻于完善。先生不放过任何机会，即便是零金碎玉、点滴经验也视为珍宝而收录。

先生时刻关注现代医学的进展，随时掌握其发展的最新动态，经常与西医同行相互学习交流，取长补短，提倡辨证与辨病相结合，中西医结合诊治病人，得心应手。先生很早就提出建立心导管室，并先后派出科室骨干 6 人去北京进修心血管介入技术。在先生的极力倡导下，医院于 2004 年组建了心血管介入治疗中心，使医院治疗心血管病的水平达到了新的高度。

五、以德统才，方为良医

先生淡泊名利，教书育人，有求必应，从不计较个人得失，非常注重医德，认为医德与医术都关系到治疗的质量和效果，以德统才，方为良医。先生真诚地对待病人，急病人之所急，想病人之所想，在诊治过程中做到详询病情，细究脉色，辨证认真，处方周密，医嘱详尽，态度谦和。先生积极参加扶贫义诊活动，1985 年盘锦地区因暴雨成灾，洪水泛滥，先生率先申请报名到灾区第一线，坐船穿梭于各村之间，为灾区民众诊病送药。先生在临床工作中，始终是兢兢业业，勤勤恳恳，一心扑在工作上，不论节假日，还是深更半夜，只要有急会诊、抢救病人，随叫随到，得到患者及家属的表扬，多次被评为学校和医院的优秀共产党员和先进工作者。

六、培桃育李，甘苦心知

先生治学态度严谨，重视临床实践，强调实事求是，反对华而不实，在学术上博采各家之长，不执于一家之说。对待学生在全面传授专业知识的同时，更注重学生医德的培养，先生常说做事先做人，要成为一名好医生，必须要有高尚的情操，懂得付出，勇于牺牲个人利益。1999 年受辽宁省卫生厅委托承办了辽宁省县级中医院骨干医师培训班，先生任班主任，开设中医经典、名老中医的经验传承及影像、心电图、超声、检验、临床实践等课程，并作为主要授课人之一，为辽宁省基层中医院人才的培养做出了重要贡献。先生十分重视后备人才的培养，在担任心内科主任20余年中，先后派出15位青年骨干去国内知名医院进修，学习西医学的先进技术手段。先生先后培养博士、硕士研究生38人，全国优秀中医临床人才6人，全国老中医药专家学术经验继承人7人，国家中医药管理局青年岐黄学者1人，辽宁省百千万人才工程百人层次3人，培养了许多临床、教学、科研工作负责人和学术带头人。

七、继承发扬，科研创新

先生在继承和发扬传统中医的基础上，非常重视中医的科研创新，先生的主要研究方向为心力衰竭尤其是扩张型心肌病引起的心力衰竭、经皮冠状动脉介入治疗（PCI）术后再狭窄的中医药防治研究。先生认为心力衰竭为久病、重病，久病及肾，穷必及肾，认为其主要病机为心肾阳虚、血瘀水停，治疗应以温补心肾、活血利水为主，并研制了治疗心力衰竭的有效方剂强心宁合剂，并从分子、细胞生物学、形态学角度来探讨和阐述其作用机制。PCI术是目前治疗冠心病的主要手段之一，但术后再狭窄一直是困扰业内专家的问题，先生很早认为PCI术后再狭窄的中医病机为气虚血瘀，治疗应该以益气活血为主，并申报省市级课题探讨中药防治PCI术后再狭窄的作用机制。

先生先后以主持人身份中标省市级科研项目5项，发表相关学术论文30余篇，作为分中心负责人曾参与20余种中药新药的临床研究工作。为中药新药的研发和推广做出了重要贡献。

第二章　学术思想概要

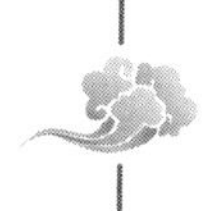

杨积武教授专注中医事业50余年，咏诵经典，博闻强识，传承古训，不断创新。经过多年对心病治疗的实践探索，逐步形成了自己独特的“本于心，精于五脏论治，尤重脾肾阴阳”的中医心病学术思想体系。

一、从心论治

人体是一个有机的整体，各脏腑、组织、器官的功能活动不是孤立的，它们之间通过经络相连，相互制约、相互依存、相互为用，构成以心为主宰，五脏为中心的有机整体。“本于心”强调心病治疗以心为五脏最高统帅，起着主宰整个疾病的重要作用。杨积武教授认为，心病的产生不仅是自身的虚实阴阳之变化，更多的是其他脏腑功能失调后的相互影响。无论外感、内伤侵袭人体必将侵犯到五脏体系，五脏不安则君主不明。

二、从脾胃论治

从五行生克关系来看，脾属土为心火之子，心属火为脾土之母，临床疾病中常可见母病及子、子病及母的情况。前贤云脾胃为“后天之本”，脾主运化，输布精微，是全身气血生化之源。脾统血，心主血脉，血行脉中，气血充足有赖于脾胃之供养。脏腑中，胃为水谷之海，有胃气则生，无胃气则死，故脾胃之气的盛衰直接影响心脉。在经络上心与脾胃经气是相通的，《灵枢·经脉》曰：“脾足太阴之脉，其支者，别上膈，注心中”“足阳明之经属胃，散之脾，上通于心。”脾胃与心经气相通。心与脾的关系主要表现在血液的生成和运行方面：心主血，脾主统血，脾为气血生化之源，心与脾密切相关。脾的运化功能正常，则化生血液的功能旺盛。血液充盈，则心有所主。脾气健旺，则脾的统血功能正常，则血行脉中，而不逸于脉外。脾胃功能失常，中焦不运，则百病由生。脾气虚弱，气血生化无源，故而心血不足，致血不养心，症见心悸、怔忡、失眠、胸闷等诸症。脾气亏虚则运化无权，水湿内停，聚而为痰，痰饮阻于脉络，则气血不畅，停而成瘀，痰瘀痹阻心脉，症见胸闷、胸痛、心悸、脘腹胀满、食少等症状。《素问•平人气象论》云："胃之大络，名曰虚里，贯膈络肺，出于左乳下，其动应衣，脉宗气也。"又曰："乳之下其动应衣，宗气泄也。"这段经文非常明确地说明脾胃与心通过经络而有着密切的联系。综上所述，心系疾病与脾胃关系密切。故李东垣在《脾胃论》中说："百病皆由脾胃衰而生也。"可见顾护胃气关乎先后天之本，十分重要。无论外感还是内伤，影响脾胃的运化，气、血、津液的输布失常，或气滞，或血瘀，或痰浊痹阻心脉，不通而痛，发为胸痹心痛；久病气血生化乏源，心阳耗损愈重，发为心衰病。杨积武教授提出，临证时应注重脾胃的调理，时时顾护脾胃之气，脾胃健运，则肺气调畅，肝气条和，肾气充盈，五脏安康。杨积武教授在其临证过程中以脾胃理论指导心系疾病的中医治疗，对于危重患者更加强调"有胃气则生，无胃气则死"的思想，临床上取得了良好的效果。杨积武教授认为胸痹之证，实者血瘀痰阻，虚者气阴两虚，阳气虚衰，皆可从脾胃论治。治病必求于本，其本在脾胃也。健脾益气，则宗气自旺；调理脾胃，以助运化，脾运得健则营血充足；健脾化痰，痰消则血脉自通；扶助脾阳气以资元阳，胸阳得布则痹阻自通。人体是一个有机的统一整体，脾胃与心脏在经脉上有密切联系，脾胃健运，则升降功能正常，才能使"清阳"出上窍、发腠理、实四肢，"浊阴"出下窍、走五脏、归六腑。杨积武教授治疗胸痹时根据临证分析抓住"脾"之关键，疗效确切，实为独到。杨积武教授在治疗胸痹心痛从脾胃论治多采取健脾益气、调理脾胃、芳香醒脾、理脾化痰、调理脾胃，滋养营血、通阳宣痹、温中健脾、散寒宣痹、调中升降等方法，疗效显著。杨积武教授应用调理脾胃法治疗胸痹时，针对中气不足证多采用党参、白术、茯苓、陈皮、砂仁、木香、枳实、桂枝、白芍、丹参、炙甘草；痰浊中阻证多采用半夏、陈皮、茯苓、石菖蒲、郁金、瓜蒌、枳实、黄连、竹茹、旋覆花、甘草；湿浊痹阻证用杏仁、薏苡仁、白蔻仁、藿梗、荷梗、川厚朴、石菖蒲、半夏、茯苓、枳壳、黄连。

三、从肺论治

心肺同居胸中上焦，其位互为毗邻，经络相通。肺主气司呼吸，心主血脉，正如《素问•五脏生成》篇所说"诸血者皆属于心，诸气者皆属于肺"，心与肺关系密切。肺主宣发肃降且“朝百脉”，能够促进心行血的功能，而血液循环正常，可以维持肺的呼吸功能，故有“呼出心与肺”之说。但是，联结心和肺两者之间的中心环节，主要是积于胸中的“宗气”。宗气具有贯心脉和司呼吸的生理功能，从而强化了血液循环与呼吸间的协调平衡。如果肺的功能失调，肺气亏虚，宗气不足，治节不利，则气失调畅，不能辅心以运血，血液瘀滞，痹阻脉络，即可导致胸痹心痛，出现“卧若徒居，心痛间，动作，痛益甚”之肺心痛证候（《灵枢·厥病》），即临床表现为胸膺部疼痛，时作时止，动作尤甚，伴胸闷气短，甚至不能平卧等症状。若心气不足、心阳不振，同样会导致肺的宣发和肃降功能失常，而出现咳嗽、气促等病症。胸痹心痛患者多年老体衰，气虚症状较显，皆因肺气虚，肺失宣肃，影响心的行血功能，若肺气虚弱，一方面由于气为血之帅，气虚则行血无力，血液运行迟滞，可出现胸闷、气短、唇青、舌紫脉涩等心血瘀阻症状；另一方面通调水道功能失常，可引起水饮内停或痰湿内阻，从而影响血液运行，出现心血瘀阻症状。《素问·阴阳应象大论》中说道：“天气通于肺。”肺为娇脏，不耐寒热，最易受外邪侵袭，而邪壅于肺又易造成血液运行障碍而影响到心，也可以出现上述症状。从临床上看，长期患慢性支气管炎的患者，逐渐出现阻塞性肺气肿、肺心病时可见上症，此由肺及心也。另外，心为五脏六腑之大主，若心气不足或心阳不振，推动无力，心血瘀阻，可影响肺的宣降和呼吸功能，痰浊水饮内停，从而出现咳嗽、气促、胸闷、咯泡沫样痰等症。因此杨积武教授治疗胸痹，在辨证用药的前提下，认为兼调肺气甚为重要，常采用补肺益气法，如治疗时加入宣肺气之桔梗、补肺气之党参，并加养阴、理气、活血的药物，标本同治，祛邪扶正同时进行。

四、从肝论治

《灵枢·经别》曰：“足少阳之经，绕髀入毛际，合于厥阴，别者入季胁之间，循胸里属胆，散之肝，上贯心。”肝与心在经络上有密切联系。肝主疏泄而藏血，以血为体，以气为用，与人体气血息息相关。心运行血液功能正常，则肝有所藏，若肝不藏血，则心无所主，血液的运行必定失常。明代薛己借用徐用诚之语说：“肝气通则心气和，肝气滞则心气乏，此心病必求于肝，清其源也。”说明肝气失于条达可导致心病的发生。肝主疏泄，心主血脉，杨士瀛《仁斋直指方》所说：“气为血帅，气行则血行，气止则血止，气滑则血滑，气塞则血凝，气有一息之不通，则血有一息之不行。”再次说明了肝主疏泄、心主血脉的重要关系。正是由于心和肝在血行方面密切相关，故在临床上“心肝血虚”亦常常同时出现。《血证论•脏腑病机论》中记载：“肝主藏血焉，至其所以能藏之故，则以肝属木，木气冲和条达，不致遏郁，则血脉得畅。”肝的疏泄失司可导致气机郁滞，血行不畅，瘀血内生。或肝气横逆克伐脾土，脾失健运，痰浊内生，影响气机，而致气滞血瘀，终致痰瘀痹阻心脉而发病；又或因为肝气郁而化火，灼伤真阴，营阴不足，血行艰涩。

杨积武教授认为现在的社会和自然环境都在不断地发生变化，肯定会影响疾病的发生、发展及其治疗、预后。《素问•举痛论》曰：“百病生于气也。”《临证指南医案》云：“情怀失畅，肝脾气血多郁。”人们在激烈竞争的环境中生存，工作、学习的压力，家庭生活的负担，复杂的人际关系，均对人们构成精神心理压力。若超强度的、持续性的不良情志刺激，郁怒伤肝，肝郁气滞，疏泄气血不及，致血瘀脉络、筋膜；或疏泄太过，致筋脉挛急。杨积武教授认为胸痛与肝有密切联系。肝血虚，或肝气实上逆于胸，均可作痛。若肝功能失调，肝气内痹，失于疏泄而导致气血逆乱，久之因气滞而致血瘀。甚则气郁化火，灼津成痰；或肝郁横逆犯脾，脾土受抑，升降受阻，运化呆滞，聚湿成痰。无论气滞、血瘀或痰阻，均使血行不畅，脉道壅滞，使胸阳痹阻，气机不畅，心脉挛急或闭塞而发生胸痹心痛，表现出胸闷、胸痛、胁胀、失眠、情绪异常等症。肝体阴而用阳，肝阴不足可影响其疏泄与藏血功能的正常发挥，使心脉失于濡养，影响心主血脉的功能。另外，肝郁易乘脾，使脾失健运，水湿内停，聚而成痰，易瘀阻脉络，发为胸痹心痛。鉴于肝之疏泄不及和疏泄太过可引致心脉瘀阻和心脉挛急而发为胸痹心痛，杨积武教授治疗时以疏之以刚克柔，柔之以柔克刚为主，强调“气血平和”。疏肝包括疏肝理气、行气活血、疏肝健脾和胃、除湿化痰等法；柔肝以使肝气冲和，肝体充实，包括清肝泻火、养阴柔肝、柔肝解痉、平肝潜阳、平肝息风等。肝脏在五脏六腑中的地位非同一般。《内经》中关于“肝生于左”的论点，这是“天人合一”理论在中医脏腑学说中的最为具体的注脚。肝气郁结很容易从左上行而干扰心脉的运行，使心脉郁结进而形成血瘀，更何况肝与心还是母子关系。因肝气郁结引起的胸痹心痛屡见不鲜，常见症状为胸闷憋气，气短叹息，随情志的郁闷与快乐而变化不定。肝气郁而化火，或阴虚不能制阳，肝阳上亢，风阳上扰清窍，发为眩晕。故杨积武教授提出由于情志不畅，气机失于疏泄所致的冠心病、高血压，行气解郁是其治疗大法，常用血府逐瘀汤化裁。王清任提出：“血府逐瘀汤，治胸中血府血瘀证。”方由桃红四物汤加柴胡、枳壳等组成，柴胡、枳壳理气解郁，桃红四物活血化瘀，妙在用牛膝一味，使“血化下行不作劳”。

五、从肾论治

肾与心脏是水火相济、坎离交泰的关系。肾水上腾而济心火，心火下降而温肾水，这是正常的心肾关系。胸痹心痛常因年老体衰、先天不足、房劳过度，久而及肾，肾气渐衰而引起。肾为先天之本，肾阳对人体五脏六腑起温煦生化作用，肾阴起滋养柔润作用。肾阳一虚，脾阳、心阳随之亦虚；肾阴亏虚，肝阴、心阴随之亦亏。心脉失去濡养，则气血运行不畅，在本虚的基础上形成标实，导致气滞、寒凝、痰浊、血瘀，使胸阳痹阻，气机不畅，心脉挛急或闭塞而发为心痛。杨积武教授认为冠心病心绞痛患者多因年老肾亏，肾阳失去对人体五脏六腑的温煦生化作用，肾阴虚则失去柔润和滋养的作用。肾阳虚，随之脾阳、心阳亦虚。心阳虚则鼓动血脉无力，血行不畅，瘀血内阻；脾阳虚则脾运化失常，气血生化不足，营亏血少，脉道不充，血行不畅；肾阳虚失于温煦，寒凝经脉，胸阳不展；肾阴虚，虚热灼津成痰，痰瘀交结上扰，痹阻心脉。所以杨积武教授注重扶正祛邪，阴阳并补，“阴中求阳，阳中求阴”。用补肾活血法使肾元得固，阴阳互根互长。在辨证论治的前提下注意肾的阴阳偏盛偏衰，寒湿痰瘀之兼夹，分别予以温肾阳，补肾气，滋肾阴，并伍以散寒燥湿、化痰活血之法，才可切中证情。冠心病或扩张型心肌病等发展到心衰阶段，这种关系被打破了，变成了肾阳不化，肾水上泛，形成了“心水”。杨积武教授认为久病及肾，心肝脾肺的病变最终均可致肾的阴阳失调，气血阴阳失调，或出现水肿，或出现心悸，或出现五更泻，或畏寒肢冷等，治疗应该以调整肾阴肾阳为主，在扶正基础上去实。其治疗方药有越婢加术汤、防己黄芪汤、麻黄附子汤等。《伤寒论》中有真武汤证两条，这两条都言及水气的代谢，而水气的代谢是由肾气的温煦所决定的。由于水不化，则脉不流；脉不流，则心悸、头眩、身瞤动生矣。仲景用真武汤温阳化气，以恢复水火交融的正常关系。《金匮要略》中的乌头赤石脂丸，在阳虚寒实之重证时亦应考虑使用。

杨积武教授将中医理论与临床实践相结合，在继承古代医家学术思想的基础上，不断深入研究，根据五脏相生相克关系，天人合一理论，创立“本于心，精于五脏论治，尤重脾肾阴阳”理论，值得我们认真学习。

第三章　临证经验

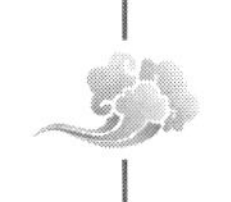

第一节　心衰病(心力衰竭)

一、病名

宋代古籍中最早出现“心衰”一词，如《圣济总录·心脏门》曰：“心衰则健忘，不足则胸腹胁下与腰背引痛，惊悸，恍惚，少颜色，舌本强。”显然这里所说的心衰与西医学的心力衰竭相差甚远，只是字面意思接近而已。中医对与心力衰竭相关的描述最早见于《素问·咳论》：“心咳者，其状引心痛，喉中介介如梗，甚则眼肿喉痹。心咳不已，则小肠受之，小肠咳状，腹满，不欲饮食。”《金匮要略》：“膈间之饮，其人喘闷、心下痞坚、面色黧黑。”“心水者，其身重而少气，不得卧，烦而躁，其人阴肿。”“心水”所表现的身重而少气、身重肢体浮肿、喘咳不得卧、水溢肌肤以下身为重的症状与西医学的心力衰竭非常相似。因此，根据文献研究和临床观察，杨积武教授认为，中医“心悸”“心水”“喘证”“饮证”“水肿”“胸痹”等疾病中都有心衰的临床表现。根据中医辨证和西医辨病相结合，总结中医对心力衰竭的认识，现总括为“心衰病”，以此为病名更具有概括性。

二、病因病机

中医学认为心衰病主要由心脏疾病或他脏疾病引起，具体来讲包括先天禀赋不足、外感六淫、内伤情志、体劳过度、药物失宜及饮食不节等，使气血津液耗损，久则致使脏腑阴阳功能失调，心失所养，功能衰惫，最终发为心衰病。此系心之重病，为心系病证的后期表现，应积极救治，否则病情恶化，可出现阴阳离决之危候。

（一）先天禀赋不足

肾为先天之本，为气之根。先天禀赋不足，肾气亏虚，不能化气行水，久病耗伤气阴，累及他脏，心肾俱病，心肾失交，水火不济，水溢肌肤则水肿，小便不利，上凌心肺则心悸、喘咳，肾失温煦水饮停积，发为心衰病。

（二）外感六淫

感外风寒湿热之邪，邪气壅滞肺道，肺无力祛邪，风寒湿热进而搏于血脉，内犯于心，以致心脉痹阻，营血运行不畅，瘀血阻络，水湿不化而发为心衰病，《素问·痹论》曰："脉痹不已，复感于邪，内舍于心……心痹者，脉不通，烦则心下鼓，暴上气而喘，嗌干善噫，厥气上则恐。"指的是外感之邪与心衰病发病的关系。临床上常见于心肌炎、风湿性心脏病所致的心衰。

（三）内伤情志

情志内伤，致使肝郁气滞，阻遏胸阳，胸阳不展。心居胸中，为阳中之阳，心主血脉，血脉的运行则依赖于心中阳气之推动，才能得以营养濡润周身。今血瘀脉中，脏腑失养，各脏腑相互影响，久则发为心衰。

（四）体劳过度

过劳伤气耗阴，心气耗损，鼓动无力，致使血瘀脉中，瘀可化水，《医林改错》有云："元气既虚，必不能达于血管，血管无气，必停留而瘀。"血瘀日久，《医学入门》有云："血随气行，气行则行，气止则止，气温则滑，气寒则凝，肾阳（气）虚，鼓动无力，血行不畅，而致血脉瘀阻；瘀血阻于肺，见咳喘之象；瘀阻于肝，见右胁下瘕块；瘀阻于脾，见纳呆；瘀阻于心，见心悸气短。"心中阳气虚衰，运血无力，则血液瘀于脉中，发为各脏腑之症状。久则损阳伤气，影响心肺脾肾功能而导致心衰病。

（五）药物失宜

误服药物，损伤各脏腑，或直接损伤心脉，病久失治，气血阴阳极度亏虚，脏腑功能失调，发为心衰病。

（六）饮食不节

平素饮食不节，致使脾阳不振，脾失健运，不能运化水湿，子病及母，损伤心之功能，病久则出现心悸、乏力、体倦等症，若病情继续发展，心脾两虚，气血阴阳受损，则最终发为心衰病。

在病机方面，古籍中多有记载，《诸病源候论·伤寒喘候》载："水停心下，肾气乘心，故喘也。”成无己在《伤寒明理论·悸》篇指出：“心悸之由，不越二种，一者气虚，二者停饮也。”《医宗必读·水肿胀满论》曰：“命门火衰，既不能自制阴寒，又不能温养脾土，则阴不从阳，而精化为水。”

杨积武教授熟读经典，并继承、发扬《内经》及《伤寒论》之理论。“正气存内，邪不可干；邪之所凑，其气必虚。”中医认为，正气亏虚是一切疾病发生的根本原因。心衰病病位在心，以心气虚为本，水湿、瘀血为标，交互为病，形成了互为因果的恶性循环。杨积武教授将传统医学与现代医学相结合，认为本病的发生主要是脏腑的虚损，病位以心为主，并与肺脾肝肾密切相关，证属本虚标实，心阳气虚衰为本，血瘀水停为标。在心衰病发展过程中先有心气不足，气虚进一步发展可为心阳虚，日久则累及到肾，产生心肾阳虚。心气不足者常与脾有关，脾为气血生化之源，心与脾在五行中属母子关系，母病及子，火不生土，心气虚则血行无力，瘀血阻滞；脾气虚则运化失健，痰湿内生。心病可致脾阳不振，脾失健运，水液运行障碍，气机升降失常，土不制水，水湿泛滥，发为水肿臌胀、喘咳不得卧、腹胀腹泻、肝胁压痛等症。因此，杨积武教授认为心衰病属本虚标实之证，气虚、阳虚为本，水湿、瘀血为标，采用益气温阳、活血利水法治疗，但在不同阶段，根据病机不同，治疗方法各有侧重。

三、学术思想

杨积武教授认为心力衰竭的辨证治疗，需根据其“虚、瘀、水”核心病机，治疗原则以扶正补虚为本，祛除实邪为辅。补虚主在培补心肺肾脾，益气温阳；祛邪主在活血通脉，温化水湿。其虚以气虚、阳虚为主；其实以水湿、瘀血为主。虽在疾病的不同阶段，根据其临床表现不同，治疗各有侧重，总之，不离“益气温阳、活血利水”八字之法。又根据其病情发展过程，将心力衰竭分为早期、缓解期、中期、末期进行辨证论治，早期或缓解期以心肺气虚为主，当补益心肺；中期或病情发作期，出现心肺脾肾肝俱损，运化失职，可见水肿、喘促、瘀血、水饮之证，以温补肾阳、健运中阳、补益心肺、活血利水等法治疗；末期以阳气虚衰、阴阳两虚、大汗淋漓、四肢厥冷、脉微欲绝等心衰危重症为主，当急以回阳救逆。在各期治疗中，均可灵活运用活血、逐饮之法，即《内经》治水之法“开鬼门，洁净府，去菀陈莝”。

四、辨证施治

杨积武教授在临证中根据患者临床特点及患者病情的不同阶段，分为六个证型以有效指导临床，我们在临床上按此规范治疗，受益匪浅。

（一）心肺气虚兼血瘀

证候：心悸气短，不能平卧，神疲乏力，活动后加重，胸闷，时有咳嗽，纳差，夜寐差，小便少，大便正常，舌淡暗，苔薄白，脉沉细。

治法：补益心肺、活血化瘀。

组方：补肺益心汤。

用药：党参、黄芪、白术、当归、川芎、丹参等。

心肺同居上焦，心主血，肺主气，气血相贯，心肺密切相关。肺气受损，以致心气不足，血脉不畅，而致心悸、胸闷；心气虚衰，血脉不畅，则肺失肃降，津液不布，聚而为痰，痰湿阻肺，则咳嗽、气短。治以补益心肺、活血化瘀。

（二）气阴两虚兼血瘀

证候：心悸气短，呼吸困难，活动后加重，神疲乏力，动则汗出，头晕，口干咽燥，目涩无泪，五心烦热，纳可，夜寐差，二便正常，舌质红，少苔薄白，脉细数。

治法：益气养阴、活血通络。

组方：养心汤。

用药：太子参、黄芪、白术、茯苓、炙甘草、生地等。

心衰病中以阴虚为主少见，但因气虚日久，阴津生成减少；或长期治疗过程中过用温燥、渗利之品损及阴津，形成气阴两虚或阴阳并损的证候，见心悸气短，口干咽燥，五心烦热等。方中太子参、黄芪、白术、茯苓、炙甘草健脾益气；生地、麦冬、五味子养阴生津；少量桂枝，温阳通脉，因善补阴者，必阳中求阴，则阴得阳升而源泉不竭；桃仁、当归、赤芍、益母草活血化瘀。

（三）气虚血瘀水停

证候：心悸气短，呼吸困难，胸胁作痛，神疲乏力，活动后加重，纳差，夜寐差，小便少，大便正常，舌质紫暗，苔白滑，脉细促。

治法：益气活血利水。

组方：益气强心汤。

用药：黄芪、党参、白术、当归、茯苓、泽泻、丹参等。

心主血脉，血脉运行全赖心中阳气推动，诚如《医学入门》所说："血随气行，气行而行，气止则止，气湿则滑，气寒则凝。"心肾阳（气）虚，鼓动无力，血行不畅，而致血脉瘀阻。瘀血阻于肺则见呼吸困难；瘀阻于肝则见胁痛；瘀阻于脾见纳差；瘀阻于心，见心悸气短、胸痛。"气者，水之母也，水之行止，听命于气。"瘀血、水饮又进一步损伤阳气，影响心肺脾肾功能而导致心肾阳虚不断加重。方中黄芪、党参、白术健脾益气；当归、川芎、丹参活血化瘀；茯苓、益母草、泽泻、葶苈子、桑白皮、车前子利水消肿。标本同治，使脾气得健，水湿得化，瘀血得消。

（四）阳气虚衰

证候：心悸气短，呼吸困难，咳喘气憋，端坐呼吸，畏寒乏力，水肿，腰以下为甚。舌质暗红有瘀斑或舌质淡胖，苔白或白腻。脉沉细弱。

治法：益气温阳，活血利水。

处方：强心宁合剂。

杨积武教授集几十年临床经验及丰富的中医理论，根据益气温阳、活血利水的治疗原则精心研制了院内制剂强心宁合剂，由人参、黄芪、附子、丹参、泽泻、北五加皮等十几味中药组成，方中人参、黄芪大补元气，益心肺之气；附子补火助阳，温一身之阳气；丹参活血化瘀，养血安神；泽泻、北五加皮利水消肿，共奏温阳益气、活血利水之功效。因肾为五脏之本，元气之根，命门所在，精气所藏，主水，纳气。心肾同为少阴，水火既济，心火下潜以温阳，肾水上济以滋心阴，共奏阴阳协调、水火相济之效。

（五）水饮凌心

证候：心悸气喘不得卧，咯吐泡沫痰，形寒肢冷，烦躁出汗，重度水肿，颜面灰白，口唇青紫，脘腹胀满，小便短少，或伴胸水、腹水，舌质暗淡或暗红，苔白滑，脉沉细促或结代。

治法：振奋心阳，化气行水。

组方：真武汤加减。

真武汤出自《伤寒论》"太阳病发汗，汗出不解，其人仍发热，心下悸，头眩，身瞤动，振振欲擗地者，真武汤主之""少阴病，二三日不已，至四五日，腹痛，小便不利，四肢沉重疼痛，自下利者，此为有水气，其人或咳，或小便不利，或下利，或呕者，真武汤主之"。结合临床体会到，附子（久煎）至少用10g。

（六）阳气暴脱

证候：心悸气短，呼吸困难，咳喘气憋不得卧，端坐呼吸，张口抬肩，烦躁不安，大汗淋漓，双下肢及眼睑浮肿，恶心，腹胀，四肢厥冷，精神萎靡，颜面发绀，少津唇燥，夜寐差，小便少，舌质紫暗，淡胖，或胖嫩，少苔，脉沉细欲绝。

治法：益气强心，回阳救逆。

组方：四逆汤合生脉饮加减。

四逆为回阳之峻剂，四逆汤出自汉代张仲景的《伤寒论》，药虽仅三味，但组方严谨。其中附子大辛大热，入心、脾、肾经，温壮元阳、破阴散寒、回阳救逆为君药；干姜辛热，入心、脾、肺经，温中散寒、助阳通脉为臣药；附子与干姜相须为用，相得益彰，温里回阳之力大增。炙甘草益气补中，使全方温补结合，以治虚寒之本，甘缓姜、附峻烈之性，使其破阴回阳而无暴散之虞，调和药性并使药力作用持久，是为佐药而兼使药。生脉饮为大补气阴之剂，配合诸药，共奏益气强心、回阳救逆之功。

五、验案精选[1]

（一）补益心肺法治疗心衰

张某，女，77岁。

主诉：心悸气短10年，加重1个月。

现病史：患者近10年有高血压病史，一直自服西药控制，血压控制情况不稳定，偶伴有心悸、胸闷、气短、乏力等，每于劳累后加重，休息数分钟后可以缓解。近1个月来，心悸、胸闷、呼吸困难等症状加重，夜间时有憋醒，体力活动明显受限，尿少，双下肢轻度浮肿。现症见：心悸气短，不能平卧，神疲乏力，活动后加重，胸闷，咳嗽，纳差，夜寐差，小便少，大便正常。舌淡暗，苔薄白，脉沉细。

查：血压145/80mmHg，心电图：ST-T改变。

中医诊断：心衰病（心肺气虚兼血瘀）。

治法：补益心肺，活血化瘀。

组方：补肺益心汤加减。

---

[1] 注：同时均予西医常规治疗。

处方：党　参20g　黄　芪30g　白　术15g　当　归15g
川　芎15g　丹　参15g　远　志15g　茯　苓15g
泽　兰15g　五味子15g　炙甘草10g

（二）益气养阴活血通络法治疗心衰

患者王某，男，58岁。

主诉：反复活动后心悸气促1年，夜间阵发性咳嗽，气促1个月，加重1周。

现病史：患者近1年来反复出现活动后气促，但未引起重视。1个月前出现夜间阵发性咳嗽、气促，起坐半小时左右可缓解，曾在某医院住院2次，诊断为喘息型慢性支气管炎。近1周咳嗽气促加重，且呈持续性。症见：心悸，呼吸急促，神疲乏力，面色㿠白，口干咽燥，舌质嫩红，少苔，脉细数无力。患者有高血压病史20余年，未规范治疗。

查：血压170/80mmHg，双肺底闻及细湿啰音，心界向左扩大，心率102次/min，律齐，心尖区可闻及收缩期3/6级吹风样杂音及舒张早期奔马律。双下肢无水肿。胸片示：左室大，肺淤血。心电图：ST-T改变。

中医诊断：心衰病（气阴两虚兼血瘀）。

治法：益气养阴，活血化瘀。

组方：养心汤加减。

处方：太子参20g　黄　芪30g　白　术15g　炙甘草15g
生　地20g　麦　冬15g　五味子15g　桃　仁15g
当　归15g　茯　苓15g　桂　枝15g　赤　芍15g
益母草20g　葶苈子15g　泽　泻15g

二诊：进7剂后，患者咳嗽气促消失，可以平卧。血压150/80mmHg，双肺底啰音消失，心率86次/min，律齐，未闻及奔马律。舌质嫩红，苔少，脉细弱。守方再调理半月。

后生脉饮长期服用，随访1年，病情稳定。

（三）益气活血利水法治疗心衰

孙某，男性，49岁。

主诉：间断心悸气短伴双下肢浮肿2年，加重5天。

现病史：患者近2年来反复出现心悸气短，双下肢浮肿，一直未予诊治。入院前5天症状加重，并出现喘憋腹胀，全身浮肿，纳差，乏力，少尿，大便

2～3日一行。

心电图：ST-T改变。肺CT：胸腔积液。彩超：双侧大量胸腔积液，心包积液，大量腹水。

中医诊断：心衰病（气虚血瘀水停）。

治法：益气活血利水。

组方：益气强心汤加减。

处方：党　参30g　丹　参30g　麦　冬15g　五味子15g
猪　苓20g　茯　苓10g　泽　泻15g　桂　枝20g
红　花10g　赤　芍10g　川　芎20g　葶苈子15g

二诊：3剂后全身浮肿明显减轻，心悸气短及腹胀缓解。效不更方，原方治疗10天。

三诊：心悸气短缓解，饮食大小便正常，全身浮肿消退，精神好转，可自行室内活动，复查胸腔少量积液，移动性浊音（-）。调整处方如下：

党　参30g　麦　冬15g　五味子15g　猪　苓10g
茯　苓10g　泽　泻15g　桂　枝20g　丹　参30g
川　芎20g　炒白术10g　瓜　蒌10g　薤　白15g

随访半年，患者病情稳定，未再出现类似症状。

按语：患者中年，久病伤气，又感心悸气短伴双下肢浮肿2年，不予治疗，病情加重，属中医心衰病气虚血瘀水停。彩超可视为中医望诊的延伸。杨积武教授认为临床要把四诊和理化检查相结合。本病为心脾阳气不足，脾失健运，水液运行障碍，气机升降失常，土不制水，水湿泛滥，发为水肿腹胀、喘咳不得卧等症。党参、麦冬、五味子益气养阴复脉；猪苓、茯苓、泽泻淡渗利湿；桂枝、葶苈子温阳化湿；红花、赤芍、川芎活血通络，血行气行，气血化生，生机无穷。调理加用瓜蒌、薤白化痰宽中，方中用桂枝20g，取其温通透达之力。

（四）温阳利水法治疗心衰

1. 马某，男，65岁。

主诉：反复心悸、咳嗽气促1年，下肢浮肿1周。

现病史：1年前患者被诊断为急性前壁心肌梗死合并左心衰，出院后口服地高辛、硝酸异山梨酯、卡托普利等药物，但仍有活动后气促，1周来出现腹胀、纳差、下肢浮肿。现症见：心悸，活动后气促，咳嗽，神疲乏力，面色苍白，畏寒，四肢不温，腹胀，纳差，舌质淡暗，苔白滑，脉沉细弱。

查：血压 98/62mmHg，颈静脉怒张，双肺底闻及中等量湿啰音，心界向左下扩大，心率 108 次 /min，律齐，心尖区可闻及收缩期 3/6 级吹风样杂音，腹软，肝于右肋下 3cm，双下肢水肿。

中医诊断：心衰病（阳气虚衰）。

治法：益气温阳，活血利水。

处方：强心宁合剂。

二诊：7 剂后，患者自诉咳嗽气促、腹胀等减轻，尿量增多，胃纳改善，下肢浮肿逐渐消退。心率 88 次 /min。舌质淡暗，苔白，脉细弱无力。以强心宁合剂口服 2 个月，随访半年，病情稳定。

2. 颜某，男，71 岁。

主诉：心悸、胸闷气短反复发作 2 年，加重 10 余天。

现病史：患者 2 年前自觉心悸、胸闷气短并出现双下肢浮肿，曾于我院就诊，诊断为“心力衰竭”，经治疗症状好转后出院。此后间断出现双下肢浮肿，自服卡托普利、单硝酸异山梨酯等药物维持。10 余天前患者因劳累心悸、胸闷气短加重，并伴有双下肢浮肿、形寒肢冷、神疲乏力、痰多清稀、失眠多梦、小便不利，故来医院就诊。

既往史：冠心病 10 年。

查：体温 36.2℃，血压 135/80mmHg，神清，语声清晰，口唇发绀，无颈静脉怒张，双肺呼吸音粗，双肺底可闻及湿啰音，心界叩之向左扩大，心率 130 次 /min，律齐，可闻及舒张期奔马律，主动脉瓣第二心音亢进。腹软，肝脾肋下未及，双下肢浮肿，指压痕（+）。舌胖，苔白腻，脉沉细。

胸部 X 线片：双肺纹理增粗紊乱，心胸比大于 0.5，主动脉增宽，主动脉结可见钙化。心脏彩超：左心增大，心包少量积液，肺动脉瓣、二尖瓣、三尖瓣轻度反流。心电图：窦性心动过速、心肌缺血。

中医诊断：心衰病（阳气虚衰）。

治法：益气温阳，活血利水。

处方：强心宁方加桂枝 10g、白芍 15g、白术 10g。

二诊：服药 6 天后，尿量增加，下肢浮肿明显减退，患者心悸、形寒肢冷、神疲乏力症状较前明显好转，去白芍加泽兰 10g、猪苓 10g 以加强利水之力。

三诊：服药1周后下肢水肿消退，仍略有心胸憋闷，去泽兰、猪苓加红花10g，续服7日，以资巩固。

按语：此证属阳气虚衰之心衰病，由心阳虚衰，病久及肾，心肾阳虚所致。心为阳脏，属火，能温运、推动血行。肾中阳气，为人身阳气之根本。心肾阳虚，心失温养、鼓动，故见心悸；胸阳不展，故心胸憋闷、气短；肾阳不振，膀胱气化失司，水湿内停，泛溢肌肤，则见肢体浮肿、小便不利；阳虚形神失于温养，故形寒肢冷、神疲乏力；苔白腻，脉沉细，为心肾阳虚，阴寒内盛之象。临证用药，一忌苦寒，一忌腻补，以免心阳受损，气血流通障碍，即重镇之品，亦须用得其时，否则，亦增气滞瘀阻，总以灵动流通为贵。治疗以益气温阳之强心宁为主方加桂枝、白术以通阳利水，温中化湿；白芍敛阴。浮肿较前减轻后，去白芍加泽兰、猪苓以加强利水之力，水肿消退后去泽兰、猪苓加红花，红花与川芎相配可增强行气活血之功，以改善心胸憋闷症状。

（五）益气温阳，泻肺平喘利水法治疗心衰

吴某，男，68岁。

主诉：心悸伴双下肢浮肿1年，加重1周。

现病史：患者1年前感冒后，开始咳嗽气短，双下肢浮肿，经治疗后好转，但常心悸，1周前开始症状又加重，出现心悸、气急、咳喘不能平卧，头晕目眩，胸脘痞闷，痰白黏稠，小便不利，并出现颜面浮肿，双下肢浮肿加重，故来医院就诊。

既往史：慢性支气管炎15年。

查：端坐呼吸，颜面浮肿，口唇轻度发绀，颈静脉怒张，双肺满布细湿啰音，心界向左稍扩大，心率100次/min，律齐，二尖瓣区可闻及收缩期吹风样杂音。肝右肋下2cm，腹稍膨隆，移动性浊音(+)。下肢凹陷性水肿。舌质暗，苔白腻，脉弦。

胸部X线片：右心室段显著延长膨隆，两肺广泛性索状及斑片状模糊阴影。心电图：肺型P波。心脏彩超：右室增大(右心室内径23mm)。

中医诊断：心衰病(阳气虚衰，痰饮阻肺)。

治法：益气温阳，泻肺平喘利水。

处方：强心宁方加葶苈子5g、桑白皮10g、杏仁10g。

二诊：服药5天后咳喘虽减，双下肢浮肿较前减轻，但仍有浮肿，改为强心宁方加茯苓15g、车前子10g、泽兰15g以加强利水消肿之力。

三诊：服药 7 天后下肢水肿明显好转，颜面浮肿消失，仍时有心悸气急，予强心宁方加厚朴 10g、陈皮 10g 以宽胸理气。

四诊：服药 5 天后心悸气急症状好转，予强心宁再服 1 周以巩固疗效。

按语：此证属阳气虚衰、痰饮阻肺之心衰病，由心肾阳虚，痰饮阻滞所致。痰饮阻肺，肺失宣降，肺气上逆，故咳嗽、气急；痰浊中阻，胃失和降则胸满痞闷；痰阻心脉，心阳不振，失于温养，故见心悸；肾阳不振，膀胱气化失司，水湿内停，泛溢肌肤，则见肢体浮肿，小便不利；痰蒙清窍，则头晕目眩；舌质暗，苔白腻，脉弦为痰浊内阻的表现。以强心宁方益气温阳为基础方配以葶苈子、桑白皮以泻肺平喘、利水消肿，但葶苈子泻肺平喘作用较强，心衰病属虚证故应少量应用。加杏仁以止咳化痰。咳嗽症状好转，下肢仍浮肿，调方以加强利水之力，水肿消退后仍有心悸气急，予陈皮、厚朴宽胸理气。心衰病的治疗既要考虑其主要的发生机制，也要根据兼症对主方进行加减，这样才能取得较好疗效。

（六）益气强心、回阳救逆法治疗心衰

于某，男，45 岁。

主诉：胸闷、气喘 3 年，加重伴不能平卧 3 天。

患者 3 年前无明显诱因出现胸闷、气喘、心慌，全身疲乏无力，头晕、头昏、恶心、呕吐，到某医院就诊。体格检查：血压 95/60mmHg，呼吸 24 次 /min，颈静脉充盈，双肺呼吸音粗，心界向双侧扩大，心音遥远，心率 126 次 /min，心律绝对不齐，第一心音强弱不等，二尖瓣区可闻及收缩期 3/6 级杂音。肝剑突下 3cm。心脏彩超：全心扩大，以左室为主，射血分数 30%，右侧胸腔积液，心电图示：快速心房颤动，诊断为扩张型心肌病，心力衰竭，给予西药心衰标准治疗，症状好转。后每遇劳累或感冒加重。患者近 3 天因感冒上症加重来诊。症见：胸闷、气短，端坐呼吸，张口抬肩，心悸，烦躁不安，大汗淋漓，恶心腹胀，四肢厥冷，精神萎靡，颜面发绀，少津唇燥，夜寐差，小便少，舌质色紫暗，少苔，脉沉细欲绝。

中医诊断：心衰病（阳气暴脱）。

治法：益气强心，回阳救逆。

处方：人　参 30g　　熟附子 10g　　龙　骨 30g　　牡　蛎 30g
　　　黄　芪 40g　　干　姜 15g　　麦　冬 15g　　五味子 15g

炙甘草10g　丹　参15g　红　花10g　泽　泻15g
砂　仁10g(后下)

二诊：服药后，患者胸闷、气短、心悸等有所好转，夜间可侧卧，双下肢浮肿减轻，仍神疲乏力，畏寒肢冷，喜热饮，大便秘结，小便少，胃纳可，舌质淡胖，苔白滑，脉结代。考虑患者久病阳虚及阴，气阴两虚，水饮凌心，各脏功能均低下，需振奋心肾之阳而鼓舞余脏之阳，给予生脉饮合真武汤，上方去砂仁，炙黄芪增量为50g，制附片增量12g(先下)，加生地黄15g、熟地黄15g、川芎12g、猪苓15g、香附12g、白术15g。

三诊：患者胸闷、气短、心悸明显好转，但仍劳累后症状加重，纳少、四肢不温，小便可，大便稀，口微渴，喜热饮，舌质淡，苔少，脉结代。继续温补心肾、活血通络。上方去葶苈子、猪苓、车前子、桃仁、泽泻、香附、白术，制附片量增至15g(先下)，加枳实15g、薏苡仁30g、黄连6g。服用10剂后，患者病情明显好转。考虑患者是慢性心脏病，所以建议长期服用生脉饮和金匮肾气丸，并注意勿劳累，调饮食，勿感冒，定期复诊。

六、扩张型心肌病所致心力衰竭的中医治疗

扩张型心肌病(DCM)是一类以左心室或双心室扩大伴收缩功能障碍为特征的心肌病。该病较为常见，我国发病率为(13～84)/10万。病因多样，约半数病因不详。临床表现为心脏扩大、心力衰竭、心律失常、血栓栓塞及猝死。本病预后差，确诊后5年生存率约为50%，10年生存率约为25%。

目前对DCM患者除心脏移植外，尚无彻底治疗方法，合并心力衰竭多采用强心、利尿、扩血管、血管紧张素转换酶抑制剂(ACEI)等药物，以扩张动脉，减轻心脏前后负荷，降低交感活性，防止左室重构，逆转左室肥厚，改善左室收缩及舒张功能，提高生存率。长期服用西药会产生耐药、离子紊乱等副作用。杨积武教授主张中西医结合治疗DCM，对DCM的治疗具有独到之处。

杨积武教授认为本病的基本病机是心肾阳气虚衰，血瘀水停。病性为本虚标实，以心肾阳气虚衰为本，血瘀水停为标。杨积武教授集几十年临床经验及丰富的中医理论，根据益气温阳、活血利水的治疗原则精心研制了治疗心衰病的院内制剂强心宁合剂，应用于临床30余年，对于扩张型心肌病引起的心力衰竭效果尤为显著。

强心宁合剂由人参、附子、黄芪、肉桂、丹参、泽泻、北五加、甘草等十几味中药组成。人参、附子为君药。人参大补元气，益气固脱，《本草经疏》谓其能“回阳气于垂绝，却虚邪于俄顷”，附子，为“百药之长”，善入气分，有温阳之功，“上能助心阳以通脉，中能温脾阳以散寒，下能补肾阳以益火”，为回阳救逆之要药，附子与人参配伍，可以扶助正气，增强药力，延长药效，即如古人所谓“甘与辛合而生阳”，附子得人参则回阳无燥烈伤阴之弊，人参得附子则补气又增温养之功，两药相伍，既补先天命门之火，又补后天真元之气。杨积武教授认为，补先天之气无如人参，补后天之气无如附子，故益气温阳当首选人参、附子。黄芪、肉桂为臣药。黄芪为补气之要药，肉桂为“助阳补火、命门之要药”。丹参、泽泻、北五加为佐药。丹参，活血化瘀，安神宁心，中医有“一味丹参，功同四物”之说，泽泻具有利水消肿之效，《本草正义》记载“泽泻，最善渗泄水道，专能通行小便……惟其滑利，故可消痰”。北五加祛风湿、利水消肿，北五加与泽泻相须为用，共奏利水消肿之效。甘草调和诸药，为使药，且可解附子之毒。诸药合用，共奏益气温阳、活血利水之功。

强心宁合剂可提高DCM患者生活质量。临床观察及现代药理研究表明，强心宁合剂可加强心肌收缩力，增加心输出量，改善心功能，提高心脏指数和射血分数；抗心律失常，对心率呈双向调节，既能对抗室性或室上性心律失常，减慢心率，降低心肌耗氧量，又可提高窦房结兴奋性，改善房室传导，从而提高房室传导阻滞及窦房结功能低下之DCM患者的心率；增加冠脉流量，改善微循环，提高心肌耐缺氧能力，保护缺血心肌；利尿消肿，降低循环阻力，减轻心脏前后负荷；减轻心肌免疫毒性损伤，延缓病情发展；提高体内SOD活性，抑制脂质过氧化反应；降低血浆中心钠素（ANP）和内皮素（ET）水平，防止心肌细胞内Ca^{2+}超负荷引起的细胞损伤；改善心肌细胞超微结构，使肌丝排列由紊乱趋于整齐，线粒体排列规则，肿胀减轻，形态较正常，内嵴排列较规则，心肌超微结构的改变恢复必然有助于功能的恢复，这可能是强心宁合剂治疗DCM心力衰竭的根本机制。

（一）医案一

患者刘某，男，36岁。

主诉：胸闷气短反复发作半年，加重1天。

症见：胸闷，气短，遇劳尤甚，呼吸困难，畏寒肢冷，少寐多梦，饮食及二便尚可。

查：血压 120/70mmHg，颈静脉怒张，双肺听诊呼吸音略粗，双肺底可闻及少量湿啰音。心界向两侧扩大，心音低钝，心率 108 次 /min，心律整，腹软，肝大，约肋下 2cm，触痛（+）。双下肢浮肿，舌淡暗，苔薄白，脉沉弱。

心电图：ST-T 改变。心脏彩超：全心大，室壁运动减弱，左室舒张末期内径 62mm，二尖瓣前叶活动受限，主动脉硬化，肺动脉增宽，心包少量积液，二尖瓣重度反流，三尖瓣、肺动脉瓣轻度反流，射血分数 41%。

中医诊断：心衰病（阳气虚衰）。

西医诊断：扩张型心肌病　心力衰竭（心功能Ⅲ级）。

治法：益气温阳，活血利水。

治疗：吸氧，西医常规强心、利尿、扩血管、服用 ACEI、补钾等，配以强心宁合剂 50ml 日三次口服，1 周后患者症状明显好转，2 周病情稳定出院。

出院后规律用药，长期口服强心宁合剂，3 个月后开始仅服用 ACEI、β 受体阻滞剂、强心宁合剂，半年后随访，病情平稳，尿量正常，心脏彩超：左室舒张末期内径 57mm，射血分数 48%。

（二）医案二

王某，女性，45 岁。

主诉：咳嗽，气短，心悸反复发作 5 年，加重 3 天。

现病史：患者 5 年前在外院诊为“扩张型心肌病”，平素经常有咳嗽气喘症状，但能自行缓解，尚能参加劳动，曾多次就近医治，均无显效。近 3 天更加严重，咳嗽气急，吐白色泡沫痰，不能平卧，食欲减退，上腹部胀满，口渴不欲饮，畏寒肢冷，小便不利。

体格检查：血压 160/100mmHg，端坐呼吸，颈静脉怒张，两肺布满干湿性啰音，心界向两侧扩大，心率 130 次 /min，律齐，心尖区闻及吹风样杂音，主动脉瓣第二心音亢进，腹软，肝右肋下 5cm，脾肋下未触及，移动性浊音（-），下肢凹陷性水肿。舌苔薄白，质淡，脉细数无力。

心电图：窦性心动过速，ST-T 改变。心脏彩超：全心增大，左室舒张末期内径 68mm，射血分数 32%。

中医诊断：心衰病（阳气虚衰，水饮凌心）。

西医诊断：扩张型心肌病、心力衰竭（心功能Ⅳ级）。

治法：益气温阳，活血利水。

治疗：吸氧，西医常规强心、利尿、扩血管、补钾、服用ACEI等，强心宁方加桂枝、白术、茯苓。

6天后，尿量增加，下肢浮肿明显减退，仍有胸闷、咳嗽、气喘，去茯苓、泽泻，加止咳降气之苏子10g，再服药5天后咳嗽已止，去苏子再服6天后心力衰竭已基本控制。

出院后规律服用西药，继续服用强心宁合剂，1年后复查心脏彩超：左室舒张末期内径60mm，射血分数43%。

按语：此病属阳气虚衰、水饮凌心之心衰病，肾主水，肾阳不足，气化失权，水湿内停，泛溢肌肤，故身体浮肿；水势泛滥，阻滞气机，则腹胀满；膀胱气化失职，故小便不利；水气凌心，抑遏心阳，则见心悸；水泛为痰，上逆犯肺，肺失宣降，则见咳喘，吐白色泡沫痰。脉细数无力，舌苔薄白，质淡，为阳气亏虚，水湿内停之征。以强心宁方为基础方益气温阳，配以桂枝、白术以健脾化湿，桂枝辛甘而温，入里则温阳化气，白术甘温苦燥善补脾气，燥化水湿，桂枝配白术，既可走表，温经通络，又可走里，以温中健脾化湿；配以茯苓加强利水之功。尿量明显增加，水肿明显减退后仍有咳嗽气喘症状，去茯苓、泽泻加苏子以降气平喘。根据症状变化进行加减用药取得了良好疗效。

综上所述，杨积武教授在心衰病的治疗中有丰富的临床经验，其独特的学术思想体现在：①执繁就简，统一病名；②八字立法，简明扼要；③辨证施治，同病异治，因人而异；④活用经方，效如桴鼓。杨积武教授告诉我们中医中药博大精深，运用中医的整体观念理论，发挥出中医治疗的独特优势，可以充分调动机体自身功能，从而在许多疑难杂症上发挥巨大的作用。

第二节　胸痹心痛(冠心病)

杨积武教授认为治疗胸痹心痛，临证辨清“标本”十分关键，本虚是胸痹心痛发病的根本原因，邪实是重要因素，所谓“知标本者，万举万当；不知标本，是为妄行”。扶正和祛邪是治疗胸痹心痛的两大法则，而辨该病之虚实多少，在阴在阳，病涉及何脏，是至关重要的。仲景提出“阳微阴弦”是胸痹心痛的基本病机，后世医家认为“阳微”即上焦阳气虚，虚者当补。杨积武教授在继承前人经验基础上指出“阳无取乎补，宣而通之”。阳气具有维持人之生命活力、体温及脏腑功能等重要作用。阳气以通为用，走而不守，内通脏腑，外达肌腠，上行清窍，下走浊窍，旁达四末，无所不至。“运行不息，贯通无阻”是其功能特点。然痰浊、瘀血、水饮、寒邪等阴邪常阻遏、蒙蔽阳气之运行，从而导致诸多病证。胸痹心痛病位在胸，胸为阳位，其气如离照当空，胸阳更是宜通不宜阻。同时，胸背乃清旷之廓，内藏心肺。故胸中如天，阳气用事，实指心之阳气。心主血脉、主藏神均依赖于心阳。心阳通畅者血脉充盈而神明有司。心阳痹阻者血脉瘀阻而神失所养。由此可见心阳宜宣通畅达。初病及年轻体壮者“以通为补”，久病及年老体弱者“以补为通”，寓通于补，以补为通，补则着重于阳气，通当从痰、瘀着手，通补结合，痰瘀同治，标本兼顾。杨积武教授用药温而不燥，活而不破，补而不滞，滋而不腻，以调和气血，畅达血脉，恢复脏腑功能，祛除病因，解除病痛。

一、学术思想

（一）温心阳

《素问·调经论》曰：“血气者，喜温而恶寒，寒则泣不能流，温则消而去之”，为后世论治寒性疾病确立了治疗大法。心为君主之官，为阳中之太阳，心阳虚则无以温养血脉及推动血液在脉管内正常运行，致使瘀阻血脉，故而益气固本、活血通脉为主要治疗大法。然本病之治，最讲中庸之道，忌用大攻大补，益气与活血要恰到好处，以扶正而不助邪、攻邪而不伤正为原则。益气以人参、黄芪为主。人参，《本草纲目》谓之有补气宁神、益智养心之作用，尚可通血脉；黄芪，可补诸虚不足，亦为补气之要药。参芪配伍，补气作用尤强，辅以川芎、当归、丹参、红花等活血化瘀之品，使得心气旺盛，心脉疏通，则痹痛可止。若兼血虚，加养血活血药，如丹参、当归、熟地、芍药、鸡血藤；若兼寒象，加肉桂、桂枝；若病久耗气伤阴，则气阴并补，以生脉散加减；若气损及阳，则以红参易人参，与黄芪相伍，加强补气助阳之力。

（二）温脾阳

脾为后天之本，气血生化之源，心之气血虚证，与脾胃虚弱、气血生化不足有关。心五行属火，脾胃属土，为母子之脏，心病传脾，母病及子，脾胃气虚是胸痹之源，也是胸痹发病的重要条件。胸痹之发病，往往是气血先亏而后招致寒邪入侵，痹阻胸阳，清阳不展，心脉闭阻而胸痹心痛；或脾胃虚弱，气血不足，心失所养，血脉运行迟滞，致胸痹心痛；或脾肾阳虚，不能鼓舞心阳，心阳不展，胸阳不畅致胸痹心痛；或阳气虚衰不能运化水湿，蒸化水液，水饮停聚，聚湿生痰，上犯心胸，清阳不展，气机不利，心脉闭阻致胸痹心痛。脾胃虚寒、血脉凝滞之胸痹心痛，临床表现为心悸胸闷，短气懒言，食少纳呆，食后胀满，四肢不温，喜热饮，或大便溏泄，舌质淡，苔薄白，脉沉弱。治宜温中健脾，佐以温通血脉。还应注意预防，晚饭宜少，适量运动，减轻体重，以免损伤脾胃。若系湿浊为患，阻碍气机者选用党参、白术、茯苓、枳壳、厚朴；若见心神不宁，则选用酸枣仁、远志、珍珠母、磁石、夜交藤。

（三）温肾阳、滋肾阴

《素问·五脏生成》曰："心之合脉也……其主肾也。"生理上，心肾为水火之脏，心居上焦属火，肾处下焦属水。肾之支脉，上络于心。心火赖肾水上济以防过亢，肾水需心火下温以防寒凝。水火既济，心肾相交，是维持心与肾各自阴阳平衡以及人体阴平阳秘的重要保证。肾为先天之本，内寓元阴元阳，肾之阴阳是五脏阴阳的根本，即"五脏之阴非此不能滋，五脏之阳非此不能发"，肾气的衰减与脏腑机能衰退相关联，同时与脏腑气虚有着必然的联系。因此，冠心病的治疗关键在于恢复肾气、肾阴以及肾阳。冠心病的发病与老年肾衰而心失温养濡润有密切关系。肾阳不足，不能鼓舞心阳，则心阳不振，或致阴寒内生，或致痰湿内生，均可发为心痛；肾阴亏虚，不能上济心阴，或阴虚火旺，灼津为痰，均可为心痛之因。而从临床表现上看，许多冠心病患者都兼有肾虚症状，常见短气乏力，头晕耳鸣，记忆力减退，腰膝酸软，小便频数，听力减退，女性绝经等；肾阳衰微者常见畏寒肢冷，精神倦怠，自汗，浮肿，舌淡体胖，脉沉迟细弱或结代；肾阴不足者多伴五心烦热，口干，盗汗，面红，小便短赤，大便秘结，舌红少苔，脉细数或促。杨积武教授认为肾为水火之脏，肾阳寓于肾阴之中，故当阴阳互补，不可偏颇，补肾阳药有巴戟天、菟丝子、桂枝、肉桂等。巴戟天甘、辛，微温，能补肾阳，强筋骨；肉桂偏入肾，有助阳补火，温经通脉，引火归原的作用；菟丝子能补肾养肝，温脾助胃，但补而不峻，温而不燥，故入肾经，虚可以补，实可以利，寒可以温，热可以凉，湿可以燥，燥可以润；桂枝有温通经脉，补助阳气，通行阳气的功效，温壮心肾之阳。补肾阴药有五味子，其五味皆备，而酸独胜，酸敛生津，保固元气，入肾有固精养髓之功，常合麦冬生津益血，配人参乃取生脉之意；此外还有滋补肝肾、益精明目的枸杞子和补肝肾阴虚的女贞子等药。临床通过仔细的望、闻、问、切，辨识患者肾阴虚、肾阳虚的程度，调整药物剂量，在应用益气补肾药物的基础之上，辨证论治，随证加减，以达到扶正祛邪的目的。杨积武教授指出，用补益药的同时，应注意顾护脾胃，常配伍焦三仙等消食药以促进运化，使补益药的作用充分发挥出来。

（四）疏肝养肝法

杨积武教授认为，心主神明，肝藏魂，情志活动与心、肝关系密切。明代薛己《薛氏医案》指出："肝气通则心气和，肝气滞则心气乏。"人的精神乐观，心情舒畅，肝的疏泄功能得到正常发挥，心的气血运行也就畅行无阻。肝喜条达而恶抑郁，若精神抑郁，情志不畅，肝失疏泄，导致气机逆乱，气血运行失常，心脉失养，即可形成"气留不行，血壅不濡"之胸痹心痛。正如《杂病源流犀烛》云："喜之能散于外，余皆令肝郁而心痛。"所以肝失疏泄所致冠心病的患者为数不少。杨积武教授通过临床观察发现，很多冠心病患者在发病过程中多有不同程度的精神抑郁、紧张、生气郁怒的病史，故在临证中尤其注重肝气之疏通，若因情志不畅，肝失疏泄，经脉舒缩障碍，心之络脉挛急而发胸痹心痛，如见患者肝郁气滞，心脉不畅，多因情志因素诱发而加重，症见胸闷胸痛、胁肋胀满、心悸气短、嗳气频繁、纳少眠差、脉弦或结代，用疏肝解郁法；如见气滞血瘀，心脉痹阻者，症见胸闷气短，胸部绞痛、闷痛，胁肋胀满或痛，与情志因素有关，舌质紫暗或有瘀斑，脉涩或结代，用疏肝活血法；如见肝阳上亢，痰湿内生，肝火夹痰浊上阻心脉者，患者多体胖痰多、胸闷胸痛、头晕耳鸣、面部稍红、痰多色黄、口苦口黏、苔黄腻、脉弦滑，用清肝化痰法；如因肝血不足，心脉失养，心神不安者，症见胸闷心悸、胸部隐痛、神疲乏力、头晕耳鸣、面色萎黄、失眠多梦、舌质淡、脉细无力，用补肝养血法。所以疏肝解郁、清肝安神法对此类患者疗效甚佳。杨积武教授临床上调肝药常用香附行气开郁，疏肝理气；柴胡疏肝解郁；郁金解郁行气，活血止痛；白芍养血敛阴，柔肝止痛。若肝郁气滞较重加用枳壳、延胡索。若肝郁化火加用龙胆草、栀子、丹皮、川楝子等。川楝子清肝火，泄郁热，行气止痛；龙胆草清热燥湿，泄肝胆火；栀子泻热除烦；牡丹皮入心肝血分，功能清热凉血止血。安神药常用珍珠母、牡蛎、酸枣仁、柏子仁、合欢皮、远志、茯神等。珍珠母功擅平肝潜阳、安神、定惊，有镇静安神之功；牡蛎重镇安神、软坚散结，用于心神不安、惊悸失眠；酸枣仁益心肝、安神、敛汗，主治心肝阴血亏虚，心失所养，神不守舍之心悸、怔忡；柏子仁养心安神、润肠通便；合欢皮长于解郁安神；远志安神益智、祛痰开窍；茯神宁心安神。

（五）活血化瘀法

《素问·阴阳应象大论》曰："血实宜决之。"《素问·至真要大论》曰："疏其血气，令其调达，而致和平。"心血瘀阻是冠心病发病的病理关键，瘀血贯穿于冠心病的全过程，活血化瘀是治疗冠心病的一大法则。杨积武教授指出，在临床上应用活血化瘀药的同时，要熟练掌握药物的特性，并根据病情的轻重、瘀血的程度、病程的长短，根据辨证论治的原则，灵活运用。对于瘀血壅滞之证，主用活血化瘀，辅以行气，疏通气血，使其调达。瘀血痹阻心脉，常见心胸疼痛较剧，痛有定处，伴有胸闷，日久不愈，或可因暴怒而致心胸痛剧，舌质暗红、紫暗或有瘀斑，或舌下络脉青紫，苔薄，脉弦涩或结代。

用药通常分为以下几种类型：

①温经活血药：常用当归、红花、延胡索。延胡索活血行气，祛瘀止痛；当归辛、甘，微润，为补血、活血之品，以养血活血为主；红花辛散温通，专入血分，有活血通经、祛瘀止痛的功效。②行气活血药：常用药物为柴胡、川芎、郁金等。柴胡为少阳引经药，还有疏肝解郁、升阳举陷的作用；郁金有活血行气止痛、解郁、清心、凉血的作用；川芎味辛，性温，功效活血行气、祛风止痛，性最疏通，走而不守，诚为血中之气药，能"入心，助心帅气而行血"（《药鉴》），并有佐助郁金活血祛瘀的功能。③通络解痉药：常用地龙通行经络；鸡血藤行血补血，舒筋活络。

杨积武教授详细观察发现，尽管治血药在胸痹中应用广泛，单纯应用活血化瘀药的临床效果并不理想。由于血具有"寒则涩而不流，温则消而去之"的特性，同时气为血帅，气行则血行，气滞则血瘀。所以临证应用时还要配伍益气药、温经药等佐助治血药物作用的发挥。加用益气药如黄芪、党参等；温经药如附子、桂枝、细辛等。根据患者的自身特点，诸药配伍，加减运用，常常取得较好的临床疗效。

（六）通阳泄浊法

在冠心病的发病机制中除了血瘀外，痰湿阻滞也很常见。冠心病现代病因与肥胖、饮食、热量过剩相关，过食则伤脾，脾虚无力运化，则水谷酿为痰浊，痰浊随气机升降而变化百出，其作为病理产物的一种，形成后又会促进疾病的发展，痰浊痹阻心脉，心失所养可致胸阳不宣，发为胸痹心痛。所以治疗上以宣痹通阳、豁痰开结为主。杨积武教授在临证中常用化痰通阳的药物有瓜蒌、薤白、半夏、桂枝、枳壳、桔梗等。半夏辛、温，一方面可以通阳散结，另一方面涤痰化饮；瓜蒌清热化痰，理气宽胸，用于治疗痰浊痹阻、胸阳不通的胸痹；薤白辛、苦，性温，有通阳散结、行气导滞的功效，善散阴寒之凝滞，行胸阳之壅结；桂枝有温通经脉的作用，用于胸阳不振、心脉瘀阻的胸痹心痛；枳壳功效破气除痞、化痰消积，长于行气宽中除胀。由于脾为生痰之源，脾虚则津液不归正化而聚湿生痰，所以常配伍健脾燥湿药，痰易阻滞气机，气滞则痰凝，气行则痰消，故常配伍理气药以加强化痰之功。

二、验案精选

（一）医案一

付某，男，58岁。

主诉：胸闷痛反复发作2年，加重1天。

现病史：患者2年前开始每逢工作紧张或者劳累出现心前区憋闷疼痛，每次历时数分钟，休息或含服硝酸甘油可以缓解，今因工作繁忙，上述症状加重，发作频繁。发作时大汗淋漓，难以忍受，休息、含服硝酸甘油都不能缓解，遂送至医院。心电图：V3～V5导联ST段水平下移1.5mV，T波倒置。症见：胸闷痛，气短，汗出，手持物发抖，腰酸软无力，口干，大便微干，唇无发绀，舌淡苔薄白，脉弦细，沉取无力。

既往史：高血压。

查：血压150/90mmHg（已经服用降压药），心率85次/min，律齐，心音低钝，双下肢不肿。

中医诊断：胸痹心痛（肾阴亏虚，胸阳不振）。

治法：滋肾通阳，理气活血。

处方：熟　地12g　山茱萸10g　山　药10g　枸杞子10g
菟丝子10g　瓜　蒌15g　薤　白12g　太子参12g
丹　参10g　半　夏10g　枳　壳10g　麦　冬10g
川　芎10g　三七粉1g（冲服）

服药 7 剂后精神转佳，胸闷减轻，发作频率减少。原方继续治疗 3 个月，上述症状完全缓解，日常活动不受限制。

按语：胸痹心痛常见于中老年人，肾虚是中老年人的生理特点和病理基础，杨积武教授认为补肾法是治疗中老年病的重要方法。张景岳《景岳全书•传忠录•治形论》主张："凡欲治病者，必以形体为主，欲治形者，必以精血为先，此实医家大门路也。"张景岳的"治形"思想，对中老年人胸痹心痛的防治，具有重大现实意义。中老年胸痹心痛治在先天，这为历代医学家所重视。杨积武教授抓住本例患者年高体虚，采用滋补肝肾、通阳化浊的治法，使心痛症状得以控制，体现了中医治病求本的思想。若不细加辨证而一味攻伐，势必戕伤正气，造成不良后果。方中熟地滋阴补肾，填精益髓；山茱萸养肝滋肾，涩精敛汗；山药补脾益阴，滋肾固精；枸杞子补肾益精，养肝明目；菟丝子平补阴阳，固肾涩精。诸补肾之药共奏益肾滋阴、填精生髓之功。太子参，有补气生津、健脾养胃之功，养阴之力强。薤白温通滑利，能宣通胸中之阳，以散阴寒之结，为治胸痹之要药；瓜蒌宽胸利膈而通闭，二药合用，一散一收，一通一降，通阳行气。川芎以行气活血，为行气之要药；半夏燥湿化痰，理气和中。丹参功善活血化瘀，兼有凉血消肿止痛、养血安神之效，有"化瘀而不伤正"之特点；三七有止血、化瘀、消肿、止痛之功，有"止血而不留瘀"之特性。二者配伍应用，有相辅相成之妙，使活血化瘀、通络止痛之力倍增。

（二）医案二

郑某，男，48 岁。

主诉：反复胸闷伴心悸 1 年余。

现病史：患者于 1 年前出现的胸部憋闷反复发作，伴心悸，常在劳累或活动后发作，每次发作持续几分钟，休息、含服硝酸甘油片或速效救心丸可以缓解，口干，便秘。

查：心率 80 次 /min，律不齐，舌暗红，苔薄白，脉弦滑。24 小时动态心电图：频发室性期前收缩；心脏彩超：左室舒张期顺应性减低。生化检查：胆固醇 6.87mmol/L，低密度脂蛋白 3.12mmol/L。

中医诊断：胸痹心痛（气阴两虚，痰瘀互阻）。

治法：益气养阴，化痰祛瘀。

组方：瓜蒌薤白半夏汤、四君子汤合生脉散加减。

处方：瓜　蒌15g　薤　白10g　半　夏10g　泽　泻10g
党　参10g　茯　苓15g　酸枣仁10g　西洋参10g
生　地15g　麦　冬10g　五味子10g　丹　参10g
白　芍15g　甘　草10g

二诊：服药7剂后，胸闷、心悸本已明显好转，近日因打球等活动量过大，出现病情反复，余无特殊，继续服用原方。

三诊：服药7剂后症状好转，但仍有疲乏感。查体：血压120/86mmHg，心率70次/min，在原方的基础上加大益气化瘀力量。拟方如下：

瓜　蒌15g　薤　白10g　党　参20g　何首乌12g
茯　苓15g　酸枣仁10g　西洋参10g　生黄芪20g
生　地15g　麦　冬10g　五味子10g　丹　参15g
白　芍10g　三七粉2g（冲服）

四诊：近日因工作劳累出现睡眠欠佳，偶有胸闷，但较前减轻，守原方继续服药30剂。

按语：本案患者为中年男性，平常工作压力大，反复发病，病情复杂。《素问·阴阳应象大论》曰："年四十而阴气自半。"杨积武教授认为冠心病之基本病机乃本虚标实，治疗当标本同治。就本案而言，根据患者临床表现，杨积武教授认为气阴两虚是本，痰瘀互阻是标。其病位主要在心，但与脾肾也有一定的关系。本病的治疗原则应先治其标，后治其本；必要时可根据标本虚实的主次，兼顾同治。祛邪治标常以活血化瘀、辛温通阳、泄浊豁痰为主；扶正固本常以温养补气、益气养血、滋阴益肾为法。方中瓜蒌开胸中痰结；半夏化痰降逆；薤白辛温通阳、豁痰下气；生地、麦冬养阴清热；西洋参益气养阴；茯苓、酸枣仁安养心神；五味子收敛耗散之心气；丹参、三七活血化瘀；生地、白芍养血滋阴，相互配伍以达扶正祛邪、标本兼治之效。

（三）医案三

王某，女，70岁。

主诉：阵发性心前区隐痛2年，加重1周。

现病史：病人平素喜食肥甘，近2年来反复出现胸痛、胸闷、心慌等症状，多于夜间或晨起时发作，每月发作2～3次，每次持续5～8分钟，舌下含服硝酸甘油0.5mg可以暂时缓解病情，近1周因情绪激动而症状加重来诊。现症见：心前区隐痛，伴胸闷、气短、神疲乏力、汗出、纳差，夜寐可，二便尚调，口唇无发绀，双下肢无浮肿，舌质淡暗，舌边见齿痕，苔薄白，微腻，舌底脉络迂曲紫暗，脉弦涩。

既往史：高血压病史。

查：双肺呼吸音清，心率 72 次 /min，心律整，二尖瓣区可闻及 2 级收缩期杂音。心电图：V3～V5 导联 ST 段下移 0.1mV。

中医诊断：胸痹心痛（气虚痰浊血瘀）。

治法：益气活血，化痰宣痹。

处方：川　芎 20g　红　花 15g　地　龙 15g　桃　仁 15g
　　　黄　芪 20g　党　参 20g　枳　壳 15g　延胡索 15g
　　　瓜　蒌 15g　桔　梗 15g　当　归 15g　白　芍 15g

二诊：服上药 7 剂后来诊，自觉症状明显缓解，偶有胸闷、心慌，夜寐欠佳，舌质红，苔白腻，脉沉。于前方基础上加珍珠母 20g、磁石 15g、酸枣仁 20g、茯神 15g、合欢 15g、远志 15g 等安神之品。

三诊：继服 7 日复诊，自诉胸闷症状好转，夜寐可，舌质红，苔白，脉沉细。于上方基础上去珍珠母、磁石、地龙、桃仁，加生地 15g、牡丹皮 20g，继服 30 剂。

后随访半年，患者病情控制平稳，心前区疼痛未发作。

按语：杨积武教授认为，本例为冠心病、不稳定型心绞痛，病程长，中医病机复杂，病位涉及心、脾、肾。该患年老体虚，阳气已衰，又反复感受外来邪气，正气亦虚，患者气短、神疲乏力、汗出、纳差等症状均为气虚表现，胸闷痛、舌底脉络迂曲紫暗为血瘀表现，该患平素喜食肥甘，日久伤脾，脾失健运则脉瘀阻络，故本病辨为气虚痰浊血瘀证。病性属本虚标实，虚实夹杂，故先重用活血通络之品，佐以益气化痰宣痹。治疗上益气用黄芪、党参；活血用川芎、红花、地龙、桃仁、延胡索等药；当归、白芍补血活血、缓急止痛；化痰宽胸用枳壳、瓜蒌、桔梗。二诊自觉症状明显缓解，舌质红，苔白腻，脉沉，从舌、脉上看血瘀征象明显改善，但是夜寐欠佳。于前方基础上加珍珠母、磁石、酸枣仁、茯神、合欢、远志等安神之品。三诊胸闷症状好转，夜寐可，舌质红，少苔，脉沉。血瘀、痰浊证明显改善，有阴虚表现，此时当侧重治本。于上方基础上去珍珠母、磁石、地龙、桃仁，加生地、牡丹皮以补阴，服用 30 剂，以巩固疗效。

（四）医案四

王某，女，61岁。

主诉：胸闷气短乏力5年，加重4天。

现病史：患者5年前因劳累发生胸闷，伴气短、双下肢无力，休息约3分钟缓解，曾于某院就诊，行心电图检查：ST-T改变，诊断为心绞痛，给予硝酸异山梨酯片、酒石酸美托洛尔片、阿司匹林肠溶片、阿托伐他汀钙片、复方丹参片、血塞通滴丸等药口服后，病情基本得到控制，5年来病情时有发作，多因劳累或情绪不畅诱发，予扩冠、抗血小板、调脂治疗后病情尚能控制。4天前劳累后出现胸闷、气短，口服既往自备药物，病情无改善来诊。现症见：胸闷，气短，两胁胀痛乏力，舌边尖红，苔薄白，脉弦细。

查：血压138/82mmHg。心电图：ST-T改变。心脏彩超：左室舒张功能减低。冠脉CT：前降支管腔重度狭窄。

中医诊断：胸痹心痛（气虚血瘀，肝郁气滞）。

治法：益气化瘀，理气止痛。

处方：太子参15g　黄　精15g　茯　苓20g　五味子10g
丹　参15g　降　香15g　赤　芍15g　郁　金12g
柴　胡12g　枳　实15g　当　归12g　生地黄12g
白　术20g　焦山楂20g　广木香10g　炙甘草6g

二诊：胸闷、气短均有好转，舌边尖红，苔薄白，脉弦细。上方去柴胡、生地黄、当归，加延胡索12g、甘松12g、姜黄12g。

三诊：胸闷、气短均明显好转。上方继服14剂以巩固疗效，同时注意避风寒、勿劳累、畅情志、调饮食。

按语：《灵枢•天年》曰："六十岁，心气始衰。"《素问•举痛论》曰："劳则气耗。"本例患者年过花甲，心脾亏虚，加之平素善郁多怒，肝失条达，气机郁滞，劳则耗伤心脾，心失所养，脾失健运，形成了气虚血瘀、心脉瘀阻的基本病机。气血亏虚，气不行血，血不载气，停为瘀阻，心脉痹阻，故胸痛、胸闷；劳伤心脾，气血乏源，帅血无力，心脉失养，故气短，活动、情绪激动时加重；两胁胀痛、窜痛，舌边尖红，苔薄白，脉弦细，皆为心气虚弱、心血瘀阻、肝气郁滞之征。杨积武教授根据气虚血瘀、肝郁气滞的基本病机，以益气化瘀、理气止痛为治法选方用药。方中太子参、黄精补益心脾肺之气，使气血有源、营运有序、帅血有力，促进活血化瘀之效，二者共为君药；五味子收敛心气，当归、丹参、降香养血化瘀通络，此四味药共为臣药；茯苓、白术、枳实益气健脾，理气宽胸，郁金、柴胡疏肝解郁，活血止痛，生地黄、赤芍凉血活血，焦山楂化瘀和胃，此八味药共为佐药；广木香为三焦气分要药，统管一身上下内外诸气，炙甘草补益心脾，调和诸药，二者共为使药。诸药合用，共奏益气化瘀、理气止痛之效。二诊时诸症好转，故上方去柴胡，防行气药伤气之弊；去生地黄、当归，防寒凉滋腻伤脾；加延胡索、甘松、姜黄，活血化瘀，行气止痛。三诊继续服药为巩固疗效。本案证属本虚标实，杨积武教授治以补益心气为主，辅以化瘀理气，心气充足，则行血有力，脉络自通，胸闷、胸痛症状自除。“治病必求于本”，此乃杨积武教授治病之主旨。

（五）医案五

单某，男，68岁。

主诉：胸闷气短反复发作10余年，加重1周。

现病史：患者10年前开始出现胸闷气短，反复发作，近1周上症加重，动则喘息气急，咳痰质黏，胸部稍有闷痛，双下肢浮肿。饮食、二便均正常，舌苔淡黄浊腻，质紫暗，脉细弦。

既往史：心肌梗死。

中医诊断：胸痹心痛（痰瘀闭阻，胸阳不振）。

治法：以化痰祛瘀、宽胸开痹为主，兼顾益气养阴。

处方：全瓜蒌12g　薤　白10g　法半夏10g　石菖蒲6g
丹　参15g　川　芎10g　桃　仁10g　红　花10g
生黄芪15g　党　参15g　炙远志5g

二诊：服药7剂后气喘好转，咳痰减少，质稠转稀，胸闷减轻大便溏，日1～2行，苔薄黄，质红，脉细滑。上方改生黄芪20g、全瓜蒌10g，加当归10g、炒苏子10g以助行气活血，连服14剂。

三诊：停用利尿剂病情尚不稳定，气喘反复，下肢浮肿，稍感胸闷，苔黄，质暗，脉弦滑。二诊方加葶苈子10g、泽兰10g、泽泻10g、木防己12g、五加皮6g，连服14剂。

四诊：气喘胸闷俱平，肢肿已消，食纳尚可，苔淡黄薄腻，质暗紫，脉弦滑。转以养心补肺、扶正固本为主治疗。

处方：炙黄芪25g　党　参15g　炒白术12g　炙甘草3g
炮　姜3g　法半夏10g　薤　白10g　丹　参15g
泽　兰10g　泽　泻15g　石菖蒲6g　红　花6g
砂　仁3g（后下）

守上方化裁2月余，胸闷气短均平，未见反复，精神食纳正常，二便调，可缓慢散步。

按语：本案症情提示胸阳失旷、痰瘀交阻、心脉不利。杨积武教授辨证为痰瘀闭阻，胸阳不振。治以化痰祛瘀、宽胸开痹为主，兼顾益气养阴。方拟瓜蒌薤白半夏汤加石菖蒲、炙远志宽胸散结、化痰泄浊；丹参、川芎、桃仁、红花行血祛瘀；党参、黄芪补益心肺之气，以防喘脱之变。病程中出现停用利尿剂后气喘反复，下肢浮肿，此乃气虚瘀阻水停之证，故加葶苈子、泽兰、泽泻、木防己、五加皮，以泻肺行水、祛痰定喘。四诊后喘息、胸闷、咳痰等标实之症缓解，故转从本虚治疗。本案属于“心肺同病”。心为君主之官，肺为相傅之官。心主血脉，肺主治节，两者相互协调，气血运行自畅。若心病不能推行血脉，肺气治节失司，则血行瘀滞，痰浊内生，心脉痹阻，肺失肃降，故采用心肺同治之法而获效。治心者，在于宽胸开痹，通利心脉；治肺者，一则化痰泄浊，以助通降，再则补气益肺，以资宗气。

（六）医案六

丁某，女，61岁。

现病史：胸闷隐痛，心悸不宁，头昏目眩，头疼牙痛，颈强不和，两目干涩，易汗，下肢不温，舌质淡紫，苔薄，脉结代。

心电图：房颤。

中医诊断：胸痹心痛（心肾两虚，阴阳失调）。

治法：补益心肾，调和阴阳。

组方：桂甘龙牡汤合生脉散加减。

处方：制附片5g　淫羊藿10g　川黄连3g　桂　枝6g
炙甘草5g　党　参15g　生　地10g　生龙牡各10g（先煎）
麦　冬10g　丹　参15g　川　芎10g　红　花10g
葛　根15g　石菖蒲10g

二诊：药进7剂，心悸得止，胸闷痛稍减，呼吸欠畅，怕冷减轻，食纳欠佳，余症如前。上方去葛根，加砂仁3g（后下）、甘松10g行气醒脾。

三诊：服上方2月，房颤得以控制，胸闷痛及心慌能平，下肢冷感消失，头昏眩晕减而未已，胃冷腹热。仍从心肾两虚、阴阳失调论治，以资巩固。

处方：制附片5g　淫羊藿10g　川黄连3g　炙桂枝6g
炙甘草10g　生　地10g　丹　参15g　枸杞子10g
天　麻10g　甘　松10g　炙黄芪15g　生龙牡各10g（先煎）

按语：本例冠心病房颤，以胸闷隐痛，心悸不宁，脉结代等为主症，并见寒热错杂，虚实相兼，病情复杂。心悸不宁，胸闷隐痛，脉来结代，为心阳受损、心神失养的表现。故选方《伤寒论》之桂甘龙牡汤，用桂枝、甘草辛甘化阳，温补心阳，温通血脉；龙骨、牡蛎重镇安神宁心，以平冲逆，制悸动，缓急迫。头昏目眩、头痛牙痛、两目干涩，系肾阴亏虚，水不济火，火热炎上所致；下肢清冷不温，则是心火独亢，不能下济于肾阳的表现。故杨积武教授认为本案既有阴虚阳亢火炎之象，又有下焦阳虚阴盛之征，概括其基本病机为心肾亏虚、阴阳失调。治以补益心肾、调和阴阳。除用桂甘龙牡汤温通心阳外，更以淫羊藿配地黄，仿二仙汤意，补益肾之元阴元阳；黄连清泄郁热；丹参、川芎、红花、石菖蒲祛瘀化痰，通行血脉；党参、麦冬、生地补益心之气阴。诸药合用，而令寒热平调，阴阳相济。结合兼证，略施加减，得收佳效。《伤寒论集注》："结代之脉……皆气血两虚，而经隧不通，阴阳不交之故。"本案病情甚为复杂，杨积武教授抓住"脉来结代"的主症及阴阳失调之兼证，删繁就简，概括其病机为"心肾亏虚，阴阳失调"，与《伤寒论》"柴胡证，但见一证便是，不必悉具"的诊治思路相一致。肾为阴阳的根本，阴阳的偏盛偏衰当以肾为主，但本案主症为胸闷心悸，病位在心，故当属心肾同病。

（七）医案七

余某，男，62岁。

主诉：胸痛反复发作1年余，加重3个月。

现病史：患者1年前开始反复发作胸痛，近3个月心胸疼痛阵作，日发数次，发作时伴有汗出，多于活动后发生，痛止后神疲乏力，平时胸闷不舒，胸膺隐痛，脘痞嗳气，纳差，大便溏，日行1～2次，面色偏暗，舌淡暗，苔淡黄浊腻，脉细滑。

中医诊断：胸痹心痛（心脾同病，血行瘀滞）。

治法：温运中焦，理气化瘀。

处方：党　参10g　干　姜5g　焦白术10g　炙甘草3g
桂　枝6g　红　花10g　丹　参15g　甘　松10g
乳　香10g　没　药10g　延胡索10g　桃　仁10g

二诊：药后胸痛大减，仅快步行走时小有发作，无汗出，脘痞嗳气基本消除，纳谷有增，便溏改善而仍欠实。守方继进，上方改党参15g、干姜6g、桂枝10g，以增强温运中焦之功效。再服7剂后。

病情日渐好转，服用近2个月后胸痛诸症消失，食纳复常，大便成形。

按语：患者有冠心病病史，以心胸疼痛阵作，伴有汗出为主症，痛后神疲乏力，此为心阳不足，不能温煦，胸阳失旷之典型胸痹病证；同时兼有脘痞嗳气，纳差，大便溏，是为脾阳虚弱，运化失权，胃气郁滞所致；面色偏暗，舌淡暗，舌苔淡黄浊腻，提示痰瘀痹阻。杨积武教授辨证为心脾同病，心病者心阳不振，心脉瘀滞；脾病者中阳不足，脾胃虚弱。方中干姜大辛大热，直入脾胃，温中祛寒，振奋脾阳；桂枝温通心阳；党参、白术、甘草健脾益气；配以桃仁、红花、丹参、乳香、没药等理气活血；甘松、延胡索均为辛温行气止痛之品。

本案临床表现为典型的心脾同病证，在两脏的主次关系上，杨积武教授认为以脾阳不足为本，心阳不振为标。足太阴脾经，“其支者……注心中”，故脾阳不足，胸阳亦随之不振，脾失健运，痰浊内生，痹阻胸阳，瘀滞心脉，则胸痹心痛。杨积武教授治疗本案胸痹心痛不用瓜蒌薤白类方温通心阳，而是独辟蹊径，从脏腑辨证出发，通过温运中焦，以振奋心阳。

（八）医案八

竺某，女，55岁。

主诉：胸闷胸痛反复发作4年。

现病史：患者4年来反复发作胸闷胸痛，与情志变化相关。平素心情抑郁，多次查心电图均为轻度异常。现症见：胸闷胸痛，连及左臂，胁肋胀满，头昏，易受惊吓，胃纳可，二便调，唇舌紫暗，舌下青筋显露，苔薄黄，脉细涩。

中医诊断：胸痹心痛（肝郁气滞，心血瘀阻）。

治法：疏肝解郁，化瘀通络。

处方：柴　胡10g　赤　芍10g　川　芎10g　桔　梗15g
红　花10g　桃　仁10g　延胡索20g　丹　参15g
鸡血藤15g　制香附10g　郁　金10g　白　芍15g

二诊：胸闷痛逐渐减轻，终至平复，余症亦失。复查心电图示：正常。

随访半年未发。

按语：本案胸痹，以胸阳阻塞不舒，伴有疼痛为主症，结合胁肋不适，平素心情抑郁，胸痹发作与情志变化相关，可知其病机以肝气郁滞为主。肝喜条达而恶抑郁，肝失疏泄，气机郁滞，经气不利，气不行血，血瘀心络，则见胸闷疼痛，牵及左臂，唇舌紫暗，舌下青筋显露。故杨积武教授辨为肝郁气滞、心血瘀阻，治予疏肝解郁，化瘀通络。药用血府逐瘀汤化裁。柴胡、制香附、郁金、桔梗疏肝行气；赤芍、川芎、红花、桃仁、丹参、鸡血藤行气活血，化瘀止痛。本案肝气郁滞征兆明显，但病属胸痹心痛，则必有其心脉瘀滞的病机特点，且患者唇舌发紫，舌下青筋显露，脉细涩，突显一派瘀滞心脉之征。故采用心肝同治、气血兼顾之法而获佳效。

综上，杨积武教授治疗胸痹心痛治法灵活，变化多端。在理论上发展延伸了“阳微阴弦”的胸痹病机学说，从五脏相关理论出发，实现病性、病机与脏腑病位的有机结合，体现出审证求机，尤其是重视求脏腑病机的临床实用价值。

三、用药配伍

杨积武教授通过大量临床实践认为胸痹心痛的病机关键在于外感或内伤引起心脉痹阻，其病位在心，但与肝、脾、肾三脏功能的失调有密切的关系。因心主血脉的正常功能，有赖于肝主疏泄、脾主运化、肾藏精主水等功能正常。其病性有虚实两方面，常常为本虚标实，虚实夹杂，虚者多见气虚、阳虚、阴虚、血虚，尤以气虚、阳虚多见；实者不外气滞、寒凝、痰浊、血瘀，并可交互为患，其中又以血瘀、痰浊多见。但虚实两方面均以心脉痹阻不畅，不通则痛为病机关键。发作期以标实表现为主，血瘀、痰浊为突出，缓解期主要有心、脾、肾气血阴阳之亏虚，其中又以心气虚、心阳虚最为常见。以上病因病机可同时并存，交互为患。治疗根据病机的不同，侧重点也不同，其用药经验大致可分为以下几个方面。

（一）常用配伍

1. 补气药配伍活血、化痰药 杨积武教授认为气虚是冠心病发生的主要基础，为本，痰与瘀是本病的继发因素，为标。心气不足，鼓动无力，血行不畅，则出现心血瘀阻；脾气虚，运化失常，痰浊内生；肺气虚，则气化不行，升降失常，浊阴因而凝聚为患。胸为清阳之府，心体阴而用阳，瘀血痰浊等浊邪内扰，心脉不畅，则发为胸痹心痛。故此方法为临床最常用。临床中多用太子参、黄芪等补气药配伍桃仁、红花、丹参等活血化瘀药。

2. 养阴补血药配伍活血药 心以血为本，血以阴液为根，心阴不足，血难养之，则心胸痛闷如窒；心以血为养，血以心为用，心血不足，则运行失畅，故瘀阻心脉。因而杨积武教授在治疗上以养阴与补血并举以治其本，再兼以活血化瘀通脉以治其标。临床中多用麦冬、五味子等配伍红花、丹参等活血化瘀药。

3. 补气药配伍理气、活血药 近代名医张锡纯言："是大气者，原以元气为根本，以水谷之气为养料，以胸中之地为宅窟者也。"故对于冠心病的治疗杨积武教授以大补元气为治本。气为血之帅，气行则血行，气滞则血瘀，故又当辅以理气活血之品，使补中有通，补不涩滞，其病易痊。临床治疗中多以党参、黄芪配伍丹参、三七等活血药及柴胡、枳壳等理气之品。

4. 化痰药配伍理气药 胸痹多由上焦阳虚，水气痰饮等阴邪乘虚上乘阳位而成，邪正相搏，胸阳闭塞不通，不通则痛。故对于痰浊血瘀型胸痹心痛杨积武教授在治疗时以宣痹通阳、豁痰利气为基本治法。痰去则气易顺，气顺则痰易祛，两者配伍相得益彰。临床中多以柴胡、枳实等理气药配伍陈皮、半夏等化痰药。

5. 化痰药配伍活血药 杨积武教授认为冠心病病机为本虚标实、虚实夹杂。虚为气虚、阳虚，实为气滞、寒凝、痰浊、血瘀。发作期以标实表现为主，多见血瘀、痰浊互结，闭阻心脉，故当治以豁痰开结、活血通络为法。临床中多以陈皮、半夏等化痰药配伍丹参、三七等活血之品。

6. 活血化瘀药配伍清热凉血药 单纯的瘀血阻塞型冠心病在临床上也十分常见，杨积武教授在治疗中常以活血化瘀药物为主，通络化瘀通胸痹，从而缓解胸痹之心痛。但单用活血化瘀药稍显单薄，因瘀血常由气机阻滞、热邪炽盛等所致。反之，血瘀日久也可导致郁热内生，造成瘀血热邪内结，病情更为复杂。所以在治疗瘀血阻塞型胸痹心痛时，临床常配伍清热凉血药，使血瘀得化、血热得清，则血脉自通。在临床实践中常用配伍为黄芩配伍丹参。

7. 补阳药与滋阴药配伍 中医认为人体是一个有机的整体，五脏六腑相互维系，达到脏腑调和，阴阳平衡。肾为生命之根，为先天之本。肾虚则引起机体一系列劳损，故有“百病生于肾”之说。冠心病病位在心，病根在肾，故杨积武教授认为老年人年老体虚，肾虚也是导致动脉粥样硬化，引发冠心病的原因之一。治疗上补肾可阻止动脉粥样硬化的发生和发展，从而防治冠心病。可采用张景岳“阴中求阳”“阳中求阴”之法。临床中多用于阳虚兼有阴虚的胸痹心痛患者，治疗中多采用补阳药与补阴药并用，阴阳双补。

8. 补阳药配伍活血药 冠心病的发生一部分是由于阳气素虚，寒气聚于清阳之府，胸阳不布，浊阴痰瘀上扰，导致气血瘀滞，胸阳失展，心脉受阻，发为胸痹。《金匮要略》正式提出胸痹病名，认为其病机为“阳微阴弦”，上焦阳虚，胸阳不振；下焦阴寒过盛，水饮内停，阴乘阳位，二者相互搏结而发病，属本虚标实的病变。本虚为阳气亏虚，心脉失养；标实为阴寒、痰浊、瘀血交互为患。其病位在心，涉及到脾、肾等脏。对于此型杨积武教授治疗以温阳通痹为主，方用薤白、瓜蒌等配合丹参、赤芍等活血药物。瓜蒌甘寒，清肺化痰、利气散结，开通胸膈痹塞；薤白辛开行滞、苦泄痰浊，散阴寒凝结而温通胸阳，为治疗寒痰阻滞、胸阳不振之胸痹要药，二药配合活血化瘀之品对胸阳失展之胸痹有良效。

仲景曰：“阳微阴弦，即胸痹而痛。所以然者，责其极虚也。今阳虚知在上焦，所以胸痹心痛者，以其阴弦故也。”《金匮要略》强调以温阳通痹为主，阳气得通，则阴霾自散，而阳气也易恢复。在辛温通阳、宣痹散寒的基础上辨证加入活血之品，往往能取得较好效果。

9. 活血药配伍理气药 杨积武教授认为，胸痹心痛虽病位在心，但经过长期临床实践总结出，其发生与肝有密切关系。因为心与肝不仅在经络上相互衔接，在五脏间也相互关联：肝主疏泄，肝疏泄有序，则心平气和；反之则气郁血滞，心络痹阻引发胸痹心痛。肝藏血与心主血脉功能相辅相成，肝藏血功能失常，心血亦损，血脉瘀阻引发胸痹。从五行关系传变看，肝病及心，即母病及子，心病及肝，即子病及母。可初步认为“肝为起病之源，心为传病之所”。标实者，情志刺激，肝气不舒，膏粱厚味，酿生痰浊，痰浊亦可阻于脉中，妨碍血液运行，并可郁阻气机，使血瘀、气滞进一步恶化；而气滞可影响血液运行和津液输布，进一步加重痰浊、血瘀，致使瘀血、痰阻、寒凝阻塞心脉而致胸痹心痛。杨积武教授认为，情志失调在胸痹心痛的发病中具有重要的地位，根据临床常见心肝气郁、易伤七情这一病理特点，从心肝论治冠心病，认为肝郁血瘀痹阻心脉是关键病机所在，故治疗以理气活血立法，宣痹通阳，每获良效。治疗多以血府逐瘀汤为基础进行化裁。

心主血脉，脉为血养，血循脉道，循环全身。气为血之帅，血为气之母。因气滞使血行不畅，不通则痛，故发此病。此患者因情志刺激而诱发，并伴有心烦胁胀等肝经症状，可知其为肝郁气滞血瘀。故用王清任《医林改错》之血府逐瘀汤治疗。血府逐瘀汤是王清任诸方中应用最广泛的一方。本方以气血生化与脏腑经络的功能关系作为立法依据，不仅行血分之瘀滞，又善于解气分之郁结，是治疗气血同病的方剂。方集桃红四物汤与四逆散两方，一行血分之瘀，一解气分之郁，寓行气于活血之中。方中桃仁、红花活血祛瘀通经络；川芎活血行气止痛；赤芍清热凉血，祛瘀止痛；当归补血活血；生地凉血滋阴；枳实行气破滞，泄浊降逆，消痰除痞；桔梗开肺气，载药上行；牛膝通利血脉，引血下行；柴胡疏肝，枳壳理气，一升一降，调整气机，取气为血帅，气行则血行之意，以达到活血化瘀而不伤血，舒肝解郁而不耗气的目的；甘草缓急，通血脉而调和诸药。诸药共用，具有活血祛瘀、行气止痛之功。气血调和，气畅血行，心痛自除。

（二）配伍规律

方剂是中医学中理、法、方、药的重要组成部分，方剂是临床用药的主要形式和手段，是辨证施治的重要环节，在治法中常用汗、吐、下、和、温、清、消、补八种，适应表里寒热虚实不同的证候。但病情往往是复杂的，不是单一法所能奏效，常需数种方法配合运用，药物间的配伍是方剂的核心和关键问题。杨积武教授通过治疗胸痹心痛多年的临床经验，总结药物配伍规律，主要体现为补泻兼施、寒热并用、升降反佐、散敛互配、气血同调、阴阳互补等。

1. 补泻兼施 杨积武教授认为“虚则补之”“实则泻之”为辨证施治之常法。然虚实夹杂，独补专泻，非能奏效。故补泻共用，方可达到攻邪不伤正、补虚不壅滞的目的。在治疗胸痹心痛的方剂中体现补法与泻法配伍的药物多选用黄芪与川芎、赤芍、桃仁、红花等活血化瘀药物。黄芪，大补脾胃之气，令气旺则血行，瘀去络通，与少量活血药相配，使气旺则血行，活血不伤正，共奏补气活血通络之功，适用于气虚血瘀型胸痹心痛。此外，杨积武教授常选用茯苓、桂枝、白术相配伍。茯苓，甘淡性平，健脾利湿以消除水饮；桂枝，温阳以化饮。茯苓、桂枝相伍，一利一温，颇具温通阳气消除水饮之功。白术，健脾燥湿，脾气健运，则湿邪去而不复聚。配伍精当，温而不热，利而不峻，适用于中焦阳虚，脾失运化，湿聚为痰，痰饮痹阻胸中所致的胸痹心痛。

2. 寒热并用 清法是通过用寒凉药清热、泻火、凉血等方法，使在里之热邪得以解除。温法指通过温里祛寒，使在里之寒邪得以消散。杨积武教授认为清温法并用，从而使体内热得泻，寒得散，寒热平调，体内阴阳达到平衡状态。杨积武教授治疗胸痹心痛常用配伍为薏苡仁与附子。炮附子温里祛寒，通阳止痛；薏苡仁甘淡凉除湿宣痹，适用于阳气亏虚，湿邪阻滞所致的胸痹心痛。瓜蒌与薤白配伍也体现了此法。瓜蒌理气宽胸，清热涤痰散结；薤白温通滑利，通阳散结，行气止痛。两药相配，以温阳通脉与清热涤痰药配伍，适用于胸阳不展，痰饮内结所致的胸痹心痛。

3. 升降反佐 杨积武教授认为掌握药物升降浮沉性能，可以更好地指导临床用药，以纠正机体功能的失调，使之恢复正常，或因势利导，有助于祛邪外出。杨积武教授在治疗瘀血内阻，气机郁滞所致的胸痹心痛的患者时，常以桔梗与枳壳配伍。桔梗开肺气载药上行，枳壳降气苦降下行，二者一升一降，则上焦之气机得畅而胸宽，佐以牛膝祛瘀血，通血脉，引瘀血下行。在治疗肝郁脾虚，郁而化热所致的胸痹心痛患者时，常用柴胡与枳实配伍，柴胡调达肝气，枳实理气解郁，泄热破结，与柴胡为伍，一升一降，加强舒畅气机之功，并奏升清降浊之效。

4. 散敛互配 气机的宣散和收敛为一对相互为用的正常功能，两者不可太过，又不可不用。辛味药具有行散的作用，酸、涩味的药具有收敛固涩的功效。杨积武教授常辛酸涩并用，使辛散作用中具有收敛性，借以相制而相成。杨积武教授在治疗血虚寒凝型胸痹心痛时，选用辛温之桂枝、细辛，温经通脉；甘温之当归，归经入肝，补血和血，为温补肝经要药，以祛经脉中客留之寒邪而畅通血行；白芍涩、苦、甘，微寒，养血和营。辛温温阳通脉药与酸甘养血和血药配伍，适用于因寒邪内侵，寒凝经脉，脉络不通，瘀血内结所致的胸痹心痛。治疗肝郁气滞胸痹心痛时用柴胡、川芎、香附与芍药配伍。柴胡性升散，疏肝解郁为君药；川芎辛温升散行气活血止痛；香附行气解郁，助柴胡以解肝经之郁滞；芍药酸甘敛阴，养血柔肝。诸药合用，共奏疏肝理气、活血止痛之功，使肝气调达。

5. 气血同调 人体的气血是相互资生、相互依存的关系，气为血之帅，血为气之母。在胸痹心痛气血亏虚时，采用气血互补的方法，使气能生血、行血、摄血；血能载气、养气，气血得养，心脉畅通。杨积武教授针对因瘀血阻滞所导致的胸痹心痛的治疗时，常配伍理气药，使气机畅通，血液得以运行，瘀血去，脉络通，则胸痹心痛自愈。黄芪甘，微温，补脾益气，常用黄芪配当归，寓当归补血汤之意，使气旺则血自生，血足则心有所养，适用于心脾气血两虚所致的胸痹心痛。配伍特点，一是心脾同治，重点在脾，使脾旺则气血生化有源；二是气血并补，但重在补气，意在生血。

6. 阴阳互补 阳依赖于阴存在，阴依赖于阳存在，“孤阴不生，独阳不长”，因阴阳两虚所致的胸痹心痛常用滋阴补阳法相结合，使阴阳双补，阳通脉复，则胸痹心痛可愈。杨积武教授临床上常用滋心阴、养心血之生地、麦冬，配伍辛温之桂枝、生姜，通阳行血脉，共同达到辛温助阳，甘寒养阴，阴阳两补，通阳复脉的目的，适用于心阴阳两虚所致的胸痹心痛。

（三）常用药物

杨积武教授从事中医心血管疾病诊疗工作50余年，在深入研究中医理论的基础上，参考现代药理研究，并将其融入临床实践中，形成了自己的用药规律与特色。

1. 黄芪

【性味归经】 甘、温，归肺、脾经。

【功用】 补气升阳，补肺固表，利水消肿，托疮生肌。

【临床应用】 在冠心病的治疗中，杨积武教授常用在：①益气活血，气行则血行，冠心病气虚血瘀甚为常见，常以黄芪为主，配伍使用当归、丹参等养血活血药物；②益气利水，黄芪益气健脾利水，脾运健则气血运行有力，气化功能正常，气能行水，有利于水肿的消退，用于心阳虚出现的肢肿，常配合白术、防己使用；③益气固表，用于气虚或心阳虚的表虚自汗，常合用防风。黄芪，有生用和炙用之分，生用走表、利水；炙用偏于走里。自汗、水肿多生用；脾胃虚弱、气血不足宜炙用。常用量10～30g，大剂量可用50g。

2. 太子参

【性味归经】 甘、微苦，平，归肺、脾经。

【功用】 补益肺脾，补气生津。

【临床应用】 杨积武教授经验：①补益脾肺，用于冠心病气虚证，本品为甘平清补之品，功似人参、党参，而药力稍逊于党参，若气虚甚，须佐以其他药物以加强补气作用；②补气生津，用于冠心病气虚津伤证，对于气阴两虚有口干、舌红少津者，多配伍五味子、麦冬，即生脉散之意。常用量10～30g。

3. 白术

【性味归经】 甘、苦，温，归脾、胃经。

【功用】 益气健脾，燥湿利水，止汗，安胎。

【临床应用】 杨积武教授经验：①益气健脾，用于冠心病气虚、痰浊证，白术甘温而兼苦燥之性，甘温补气，苦燥健脾，为补气健脾的要药，常伍用党参、茯苓。气虚便秘，常用本品；②燥湿利水，用于心阳虚水肿，常合用茯苓、猪苓、泽泻。燥湿利水、止汗宜生用；补气健脾宜炒用；健脾通便宜生用。常用量10～30g。

4. 炙甘草

【性味归经】 甘，平，归心、肺经。

【功用】 补益心脾，润肺止咳，缓急，泻火解毒。

【临床应用】 杨积武教授经验：①补益心脾，用于心气不足的冠心病患者，甘草，甘平，能补脾气，益心气，常与党参、白术合用；用于合并心律失常的心动悸、脉结代者；②缓急，甘草味甘能缓，它既缓和药性，又有调和脾胃之功。常用量2～6g，作为主药，用量稍大。

5. 当归

【性味归经】 甘、辛，温，归肝、心、脾经。

【功用】 补血，活血，调经，止痛，润肠。

【临床应用】 杨积武教授经验：补血，用于心血不足的冠心病，临床见：胸闷心悸，倦怠乏力，面色不华，健忘失眠，常配合白芍、川芎；若气血两虚，常配党参、白术等。常用量5～15g。

6. 白芍

【性味归经】 苦、酸、甘，微寒，归肺、脾经。

【功用】 养血敛阴，柔肝缓急止痛，平肝。

【临床应用】 杨积武教授经验：①养血敛阴，用于血虚的冠心病，常和当归、川芎配伍使用；②养阴、柔肝、平肝，用于心肾阴虚的冠心病，配合地骨皮、女贞子、旱莲草等。常用量10g，补血宜炒用，养阴、平肝宜生用。

7. 陈皮

【性味归经】 辛、苦，温，归脾、胃、肺经。

【功用】 行气健脾，和胃止呕，燥湿化痰。

【临床应用】 杨积武教授经验：①行气健脾，用于气虚气滞的冠心病患者，陈皮辛苦气香，对于湿阻或食滞者尤为适宜。此外，滋补药配用本品，以免滋腻碍胃，可使补而不滞，更好地发挥补益药的功效。②燥湿化痰，用于痰浊证的冠心病患者。

8. 柴胡

【性味归经】 味甘、微苦，性微寒，归肝、胆、心包络、三焦经。

【功用】 解表退热，疏肝解郁，升举清气。

【临床应用】 杨积武教授经验：①疏肝解郁，用于气滞心胸证的冠心病患者，常和白芍、枳壳、香附合用，即柴胡疏肝散；②升举清气，用于中气不足者，可与升麻共佐黄芪。常用量3～10g。

9. 丹参

【性味归经】 苦，微寒，归心、肝经。

【功用】 活血化瘀，凉血消痈，安神。

【临床应用】 杨积武教授经验：①活血祛瘀，为冠心病常用药，常配合川芎、当归，也可单用；②除烦安神，用于心烦失眠，常配合酸枣仁、柏子仁、天冬。

10. 茯苓

【性味归经】 甘、淡，平，归心、脾、肾经。

【功用】 利水渗湿，健脾，安神。

【临床应用】 杨积武教授经验：①利水渗湿，用于心阳虚的冠心病，加配桂枝、白术等；②利湿健脾，用于气虚、痰浊证的冠心病，每与党参、白术合用；③安神，用于心悸失眠患者，心脾不足者，配党参、当归、酸枣仁。

（四）常用药对

1. 白术、茯苓 白术甘温补中，补脾燥湿，益气生血，和中消滞；茯苓甘淡渗利，健脾补中，利水渗湿，宁心安神。白术之用以健脾燥湿为主，茯苓之用以利水渗湿为主。二药伍用，一健一渗，水湿有出路，故脾可健，湿可除，肿可消，饮可化，诸恙除。杨积武教授认为可用于气虚证、气虚痰浊证或心阳不足的胸痹患者，临床见：胸闷，倦怠乏力，食欲不振，痞满，大便不成形，下肢肿，舌胖有齿痕，苔腻。

2. 生晒参、生地黄 杨积武教授临床喜用生晒参配合生地黄，常得心应手。生晒参，《金匮要略》用其治“胸痹”，其性微温，味甘微苦，不热不燥，药性平和。《本草汇言》谓其：“气壮而不辛，所以能固气；惟其味甘而纯正，所以能补血。”为补气培元第一要药。生地黄，甘寒质润，《本草经疏》赞其“补肾家之要药，益阴血之上品”，《神农本草经》谓其“逐血痹，填骨髓，长肌肉”。二者相伍，一气一血，一阳一阴，一动一静，生地黄以其甘寒质润之性，滋阴补血之能，充于心脉；生晒参以其阳动迅捷之力，益气之能，行于阴血之中，推动血行，使阴生阳长，心气旺盛，血流不息，胸痹自除。

3. 太子参、黄芪 太子参甘、微苦，性平和，有补气生津、健脾养胃之功，它有类似人参作用，与参类补药相比，太子参较人参、西洋参药力薄弱但价廉易得，与党参相比补气力弱，而养阴精力强，其为清补之品。黄芪，甘，微温，入脾、肺经，为升阳补气之要药。黄芪性阳走表，以顾护卫气为主，若气虚甚，须佐以参类药物以加强补气作用。两药相伍，一里一表，一阴一阳，相互为用，其功益彰，共奏补益气阴之功。杨积武教授常用于气虚、气阴两虚的胸痹患者，临床见：倦怠乏力，活动后加重，口燥咽干，大便干，舌淡红或红，少苔。

4. 薤白、瓜蒌 薤白味辛、苦，微温，入肺、胃、大肠经。本品辛散苦降，温通滑利，能宣通胸中之阳，以散阴寒之结，为治胸痹之要药。瓜蒌甘寒滑润，以清降为要，宽胸利膈而通闭。二药合用，一散一收，一通一降，通阳行气，清肺祛痰，润肠通便。杨积武教授常将此配伍用于痰浊型胸痹病。临床见：胸闷，倦怠乏力，纳呆便溏，咯吐痰涎，舌体胖大，有齿痕，苔腻。

5. 当归、川芎 当归味甘、辛，性温，入心、肝、脾经。本品辛甘温润，甘温和血，辛温散寒。它既补血、养血，又能柔肝止痛、活血止痛。川芎，味辛，性温，入肝、胆、心包经。本品辛温香窜，走而不守，为血中气药。当归以养血为主，川芎以行气为要，二药伍用，气血兼顾，养血、活血、行气、散瘀止痛力强。杨积武教授在临证中用于血瘀型胸痹，阴虚者，须伍用养阴药物。

6. 半夏、陈皮 半夏，味辛，性温，有毒，入脾、胃、肺经。本品体滑性燥，能走能散，既能燥湿化痰，又能降逆止呕、散结消痞；陈皮，味辛、苦，辛温，入脾、肺经。本品辛散苦降，其性温和，燥而不烈，为脾、肺气分之药。半夏燥湿化痰，消痞散结，又健脾；陈皮理气健脾，和胃化痰，两者均入脾经，两药参合，相互促进，故脾可健，湿可祛，痰可化，气机通畅，恶心呕吐、咳嗽自除。杨积武教授常用于痰湿内停之胸痹病。临床见：胸膈满闷，咳嗽痰多，饱胀嗳气，苔腻。

7. 丹参、三七 丹参，《神农本草经》谓其："味苦，微寒，无毒""主心腹邪气，肠鸣幽幽如走水，寒热积聚。破癥除瘕，止烦满，益气。"《妇人明理论》亦谓："一味丹参散，功同四物汤。"杨积武教授认为丹参为调经产后要药，也可用于治疗血分之疾。三七，《本草纲目》谓其："止血，散血，定痛"，《医学衷中参西录》亦载："三七善化瘀血，又善止血妄行"。由此可见丹参与三七虽同为活血化瘀之品，然侧重点不同。丹参功善活血化瘀，兼有凉血消肿止痛、养血安神之效，有"化瘀而不伤正"之特点。三七有止血、化瘀、消肿、止痛之功，有"止血而不留瘀"之特性。二者配伍应用，有相辅相成之妙，使活血化瘀、通络止痛之力倍增。

第三节 PCI 术后心绞痛

近年来随着经皮冠状动脉介入治疗（percutaneous coronary intervention，PCI）术的开展，PCI 已成为治疗冠心病的主要手段，对于提高急性心肌梗死、不稳定型心绞痛抢救成功率，改善生活质量有很好的疗效，但术后再狭窄的出现造成 PCI 术后心绞痛的发生，严重影响其远期的治疗效果。目前西医采用药物涂层支架等多种手段的综合防治方法，疗效仍不是十分确切，适时配合中医中药，不仅能弥补这一缺陷，而且能对治疗和预防冠脉术后心绞痛起到较好的作用。中医认为，冠脉介入治疗注重局部干预，整体关注不足是其缺点，而整体治疗、整体调节是中医药的优势之一，术后用中药调整阴阳，调畅气血，使阴平阳秘，气血调和，恰好可弥补介入治疗的不足。

一、学术思想

杨积武教授认为 PCI 术后心绞痛仍属中医"胸痹"范畴，属本虚标实之证，本虚即气虚，标实即血瘀，由于气虚而导致血瘀。气虚为本，瘀血阻滞为标是介入治疗后心绞痛的基本病机。

（一）气虚是发病的中心环节

心主血脉，心藏神，生理状态下，心气旺盛，则有能力推动血液运行，精神亦旺盛。心气推动血液，充盈血脉，使血液在脉管中运行不止，环周不休，起着濡养全身的作用。老年人的脏腑功能减退，肾气渐减，则后天之精气就会生成不足。所以老年人气虚表现较为明显，气虚则血行无力，气虚则不能温煦，脉道不畅，导致心脉痹阻而发病。同时血液在脉管中的流动有赖于心气的推动，气虚无力行血则血滞而为瘀。气能行津，气虚津液不得运化则停聚为痰为饮，就会导致痰浊等病理产物的形成。气虚为阳虚之初，阳虚乃气虚之渐，气虚卫外不固，则寒邪易侵，胸阳不振，脉络受阻而痛，所谓："胸中阳微不运，久则阴乘阳位，而为痹结。"

（二）心血瘀阻是发病关键

气血是维持人体生命及生理功能的基础。气为血之帅，血为气之母，两者密切相关。但若"气血不和，百病乃变化而生"，又是形成各种疾病的原因。血液循环的特点是"周而复始，如环无端"，流动不止，以通为顺，如因情绪变化或寒热之邪侵袭，致血液瘀滞，循行不畅，即可形成各种血瘀证，在心即形成心血瘀阻之胸痹。

（三）气虚血瘀为PCI术后心绞痛的基本病机

患者年老体弱脏腑功能衰退，素体虚衰；而支架作为金属异物植入以及球囊的扩张，不可避免地对管壁造成一定程度的损伤，启动了血管内皮的增生及血管的弹性回缩。另外心主一身之血脉，由于心病日久，必损及心气，心气虚衰，心阴耗损，进而导致阴阳俱虚，心气虚则血脉鼓动无力，血行不畅，形成血瘀。且多数患者长期患有高血压、血脂异常，这是一长久的发病过程。

杨积武教授认为PCI术后心绞痛仍属中医"胸痹"范畴，属本虚标实之证，本虚即气虚，标实即血瘀，由于气虚而导致血瘀。气虚血瘀是PCI术后心绞痛的基本病机。

PCI术后心绞痛是发生在冠心病的基础之上的。首先从冠心病的发病来看，冠心病属于中医"胸痹""心痛"范畴，该病的发病过程比较长，病程长则易耗气伤津，损耗人体正气，故发病之根本为正气虚。心气推动血液，使血液充盈于脉道，并在脉道内运行不止，环周不休，"气行则血行，气滞则血滞"，气虚导致血瘀而相兼为病。

PCI术通过内膜断裂、斑块碎裂、内膜与中膜的分裂、动脉壁的向外牵张膨出等机制扩开狭窄的管腔，以迅速开通狭窄或闭塞的血管，球囊及支架损伤心脉属外伤致病，可造成血行不畅，瘀阻血络，发生术后心绞痛。

在临床上，气虚、血瘀可独见，可相兼为患，更可与其他病理产物兼杂。气虚不能运化水湿，则湿聚成痰；津血同源，津不得气化，凝而为痰；血滞脉中，造成阴液不足而见阴虚；瘀血留滞，阻遏气机而使其郁滞。由此可见，在气虚基础上，还可兼杂痰浊、阴虚、气滞等，但究其产生之根本，就是气虚血瘀。如《读医随笔》云："气虚不足以推血，则血必有瘀。"

中医认为"年老多虚，久病多虚"，该病多发于中老年人，年老者更为多见，人体一般四十岁以后脏腑功能开始衰退，气血虚衰，且随年龄增加气血虚衰愈甚。概而论之，不论何脏为因，终致心气、心阳不足，而致推动温煦无力，心脉痹阻，而发心痛。在临床中杨积武教授还注意到患者居住地处北方，气候寒冷，素体即有阳气不足，血行不畅，复因 PCI 损伤局部络脉，又生瘀血，从而认为心阳气不足、瘀血阻滞为根本病机。杨积武教授同时指出动脉硬化是一种全身性的病理改变，PCI 术后冠状动脉粥样硬化还将进展，PCI 术虽可以缓和心脉闭阻之标，但气虚之本仍就存在。由于未兼顾到本虚的一面，未从根本上祛除导致瘀血的原因，故术后易发生心绞痛。从 PCI 术后心绞痛患者的临床表现上看，多数患者常见有再发胸痛、心悸、胸闷、气短、舌暗或涩、脉细弱或结代等气虚血瘀的证候，并在临床观察中血瘀积分值高，而未发生心绞痛的患者多无血瘀征象或血瘀征象不明显，血瘀证候积分值显著低于复发心绞痛的患者。可见，气虚血瘀为冠脉 PCI 术后心绞痛的主要证型。介入治疗加重了气虚证，因而 PCI 术后心绞痛患者的中医辨证施治应以"益气活血化瘀"为主。

（四）中医益气活血是防治 PCI 术后心绞痛的关键

"治病必求于本。"治疗疾病的关键在于抓住疾病的本质，而 PCI 术后心绞痛基本病机如前所述本虚为主兼有标实，本虚即气虚，杨积武教授认为治本首先要益气温阳，益气以鼓动血行，促使血流通畅，致气血调和；温阳即振奋心阳，通痹化瘀，使阳胜阴消、瘀血行散而气机通畅。标实为血瘀，当活血化瘀。现代药理实验研究表明，活血药与益气药联合应用可提高活血化瘀药的临床疗效。《金匮要略》云："阳微阴弦即胸痹而痛，所以然者，责其极虚也。"杨积武教授认为这是运用益气活血法的理论基础，活血化瘀是治标之法，益气是治本之法。

杨积武教授认为中医对 PCI 术后心绞痛治疗原则除了针对上述对 PCI 术后心绞痛中医机制的分析外，从西医学的角度看，中医还可以通过改善下述机制的作用达到治疗目的。如：改善血管内皮细胞损伤、肿胀压迫毛细血管导致的无复流现象；改善介入刺激、再灌注局部压力陡增引发的微血管痉挛与栓塞；促进解除血小板和粒细胞激活导致的聚集、炎症反应所引发的微血栓形成，从而促进解除再灌注损伤相关的心肌微血管闭塞。另外，有临床及基础实验均证实，具有活血化瘀、破血祛痰功效的药物，可以促进侧支循环建立和血管新生。

中医基本理论谈及疼痛时认为“不通则痛”，治疗时则采取“通则不痛”的法则。这一理论与西医理论完全一致。西医可以通过钙通道阻滞剂的作用减少冠脉痉挛，通过硝酸酯类药物直接扩张冠脉，也是达到了“通则不痛”的效果。两者结合起来的“通”，比起单一西医的“通”会起到更强的协同增效作用。中医辨证施治应该始于介入治疗前，越早越好，且介入治疗后继续密切配合中医辨证施治。治本针对气虚，或可兼有阴虚，或可兼有阳虚，治标重在针对气血瘀滞，或痰浊壅塞。杨积武教授认为，坚持持续治疗很重要，千万不要因没有症状而停止治疗。

益气活血，化瘀通络，是防治 PCI 术后心绞痛的关键。益气治本，活血通络治标。较之介入前治疗，应强化介入后的活血化瘀，介入后还要注意补益，通过这方面治疗可以改善冠脉微循环障碍，改善和预防冠脉痉挛，促进新生血管生成等。另外，应注意 PCI 术后心绞痛患者并发症的整体辨证施治。例如高血压、糖尿病及血脂异常的治疗等，还要随时注意心功能不全的治疗。

二、验案精选

（一）医案一

尹某，男，65 岁。

主诉：反复胸闷痛 4 个月，加重 2 天。

现病史：患者 4 月前出现胸闷痛，于某院确诊为冠心病，并行 PCI 术，先后植入 7 枚支架，术后症状消失出院。出院后口服调脂、抗血小板聚集、β 受体阻滞剂维持治疗。近 2 天来于上楼时出现胸闷痛、全身乏力，舌下含服硝酸甘油虽可减轻症状，但服后头涨且痛、面部潮红，自诉不能耐受，为求中医诊治来诊。现症见：阵发性胸闷痛，劳则加重，心悸，自汗，神疲乏力，面色晄白，唇甲淡白，舌质紫暗，舌底脉络迂曲紫暗，脉沉细。

查：神清，口唇无发绀，双肺呼吸音清，心律整，心率 70 次 /min，二尖瓣区可闻及 2 级收缩期杂音，双下肢无浮肿。心电图：ST-T 改变。

中医诊断：胸痹心痛（气虚血瘀）。

治法：益气温阳，活血化瘀。

处方：黄　芪 20g　川　芎 20g　丹　参 20g　红　花 15g
陈　皮 15g　酸枣仁 15g　桂　枝 15g　甘　草 10g

按语：杨积武教授认为，此例病人为老年男性，年高体弱，脏器日虚，复因支架植入，损耗人体正气。且心病日久等诸多因素损及心气，心气虚衰，心气虚则血脉鼓动无力，血行不畅，形成血瘀。患者气短、神疲乏力、汗出等症状均为气虚表现，胸闷、胸痛、舌底脉络迂曲紫暗为血瘀表现，故本病辨为气虚血瘀证。所以方中以黄芪为君，可以明显地改善患者的临床症状，大补元气，使气旺以促血行，活血通络，祛瘀而不伤正；配以活血祛瘀之丹参、活血行气之川芎为臣药，助君药补气活血，川芎为血中之气药，其可入血分理血中之气；桂枝温阳化气、通阳利水，红花可活血祛瘀，与宽中行气之陈皮为伍，共为佐药，陈皮在此尤为重要，可防益气补血药滞气，有助脾胃运化之功；使药是养血安神之酸枣仁。诸药合用，使气充血行，共奏补气活血、祛瘀通络之功。

二诊：胸痛症状明显减轻，从舌脉上看血瘀征象明显改善，但夜寐欠佳，于前方基础上加珍珠母、茯神、合欢、远志等安神之品。

三诊：胸闷痛症状基本消失，夜寐可，遂服用原方 15 剂，以巩固疗效。

（二）医案二

韩某，女，73 岁。

主诉：阵发性心前区隐痛 2 年，加重 1 周。

现病史：患者于 2 年前出现阵发性心前区隐痛，于某院确诊为冠心病，并行 PCI 术植入 2 枚支架，术后症状消失出院。出院后口服调脂、抗血小板聚集维持治疗。近 1 周来反复出现胸痛、胸闷、心慌等症状，多于夜间或晨起时发作，每次持续 3～5 分钟，舌下含服硝酸甘油 0.5mg 可以暂时缓解病情。本次来诊因劳累后症状加重，现症见：心前区隐痛，伴胸闷、气短、神疲乏力、自汗，面色淡白，纳差，夜寐欠佳，二便尚调，神清，口唇无发绀，舌质暗，舌边见齿痕，舌底脉络迂曲紫暗，苔薄白，微腻，脉沉细。

查：双肺呼吸音清，心律整，心率 75 次 /min，二尖瓣区可闻及 2 级收缩期杂音，双下肢无浮肿。心电图：V4～V6 导联 ST 段下移 0.5mV。

中医诊断：胸痹心痛（气虚血瘀）。

治法：益气固肾，活血通络。

处方：黄　芪 20g　党　参 20g　丹　参 20g　川　芎 20g
延胡索 20g　红　花 15g　鸡血藤 20g　枳　壳 15g
瓜　蒌 15g　桔　梗 15g　当　归 15g　酸枣仁 20g
远　志 15g

按语：杨积武教授认为老年患者年高体弱，脏器日虚，复因支架植入，损耗人体正气，且心病日久则损及心气，心气虚衰，心气虚则血脉鼓动无力，血行不畅，形成血瘀。患者气短、神疲乏力、自汗，均为气虚表现，心前区隐痛、胸闷、舌底脉络迂曲紫暗，为血瘀表现，故本病辨为气虚血瘀证。病性属本虚标实，虚实夹杂，故治以益气补肾、活血通络。舌边见齿痕，苔微腻，为气血运化失职，痰湿阻络，佐以少许化痰开胸药。治疗上益气用黄芪、党参等；应用丹参、川芎、红花、鸡血藤活血通络；当归补血活血；延胡索行气活血止痛；化痰开胸用枳壳、瓜蒌、桔梗；远志、酸枣仁养血安神。诸药合用，使气充血行，共奏补气活血、化痰通络之功。

二诊：自觉症状明显缓解，舌质红，苔薄白，脉沉，从舌脉上看血瘀征象明显改善，但夜寐欠佳，于前方基础上加珍珠母、茯神、合欢等安神之品。

三诊：胸痛胸闷症状好转，夜寐可，舌质红，苔薄白，脉沉。血瘀、痰浊证明显改善，此时宜侧重治本，于上方基础上去珍珠母、鸡血藤、瓜蒌，加熟地以固肾阴，服用 30 剂，以巩固疗效。

（三）医案三

张某，女，73 岁。

主诉：心前区憋闷不舒、疼痛反复发作 3 年，加重 1 周。

现病史：该患者 3 年前无明显诱因出现胸闷胸痛，时作时止，就诊于外院，诊断为“冠心病，心绞痛”，行 PCI 术，于前降支植入支架 1 枚。出院后，上症时有反复发作，多次于外院行门诊及住院治疗，具体用药不详。1 周前劳累后上症加重，发作频繁，每日疼痛发作3～4次，每次疼痛持续5～10分钟，常服用硝酸甘油才可缓解。考虑西药治疗效果不佳，遂来我院寻求中医诊治。现症见：胸闷不舒，心前区隐隐疼痛，反复发作，遇劳加重，心悸气短，汗出，动则更甚，倦怠乏力，形寒肢冷，食少纳呆，寐差，小便短少，形体肥胖，舌体胖且有瘀斑，舌质暗红，苔浊腻，脉沉细。

心电图：ST-T改变。

中医诊断：胸痹（阳虚痰浊血瘀）。

治法：温阳益气，豁痰泄浊，化瘀宣痹。

处方：

党　参20g	黄　芪30g	桂　枝10g	菟丝子20g
补骨脂10g	山萸肉15g	薤　白15g	瓜　蒌15g
半　夏15g	陈　皮20g	茯　苓20g	枳　实15g
川　芎15g	丹　参15g	红　花15g	桃　仁15g
当　归10g	龙　骨25g	牡　蛎25g	炙甘草5g

按语：杨积武教授认为该患者为阳虚痰瘀互结之胸痹。患者属老年人，心阳气虚，复因支架植入，损耗人体正气，心阳虚则温煦失职，鼓动血脉无力，阴邪易于上乘，而袭阳位，导致机体本虚逐渐加重，在本虚基础上形成标实，导致血瘀、痰浊交互为患，而使胸阳失运，心脉阻滞，发为胸痹，阳虚故畏寒乏力，心阳虚水饮内停而致尿少，舌脉均属阳虚痰瘀互结证之征。本病病位在心，属本虚标实之证，以阳虚为本，痰瘀互结为标。正如《金匮要略》中的“阳微阴弦”对胸痹心痛病因病机的高度概括，“阳微”即是本虚，“阴弦”即是标实。仲景认为胸痹是由于内虚致阴邪上犯，“阳微”指“上焦阳虚”；“阴弦”是阴邪之盛，即指寒邪、痰饮、瘀血、水邪等一类病邪上犯。根据多年临床经验，用温阳通脉法，温阳益气，豁痰泄浊，化瘀宣痹。通补兼用，以通为补，使正气足，使邪去脉道通畅。

二诊：服药后，患者胸痛胸闷发作次数减少，持续时间缩短，但在上楼时仍有胸闷胸痛症状，睡眠尚可，小便频，舌体胖，舌质暗红，有瘀点，苔厚，脉沉细。上方加郁金10g以活血化瘀。

三诊：服药后，患者胸痛胸闷症状已明显改善，舌淡红，苔薄，脉细。继续服用此方以巩固疗效。

1个月后随访病情基本稳定。

（四）医案四

刘某，男，81岁。

主诉：胸闷胸痛反复发作6余年，加重伴心悸3天。

现病史：患者6年前无明显诱因出现胸闷胸痛，时作时止，被诊断为"冠心病，不稳定型心绞痛"，行PCI术。治疗后上症缓解。出院后规律服用阿司匹林、硫酸氢氯吡格雷、阿托伐他汀等药物，1年前上症时有反复发作，每次疼痛持续约3～5分钟，向肩背部放射，含速效救心丸后上症缓解，3天前患者因情绪激动上症明显加重，心悸，每天疼痛3～5次，每次持续5～10分钟，含速效救心丸4粒病情缓解，遂来我院门诊就诊。现症见：胸闷痛，时作时止，心悸，气短乏力，动则益甚，头晕，口干，寐差，二便尚调，舌质淡暗，有瘀点，苔白，脉细数。

心电图：频发多源室性期前收缩，ST-T改变。

中医诊断：胸痹心痛（气阴两虚兼血瘀）。

治法：益气养阴，活血通脉。

处方：太子参20g　黄　芪30g　麦　冬20g　白　术15g
茯　苓20g　丹　参30g　当　归20g　桃　仁20g
红　花20g　枳　实15g　远　志20g　合欢皮20g
炒酸枣仁20g　珍珠母30g　炙甘草10g

二诊：服药后，患者胸闷胸痛、心慌、气短乏力的症状有所好转。但自觉心烦不适。舌质暗，少苔，脉细数。此属阴虚较甚，于上方加北沙参20g、玉竹20g、生地15g以滋养阴液。

随访1个月，患者胸闷胸痛等症基本缓解，平时坚持锻炼，注意饮食，病情稳定。

按语：杨积武教授认为，患者老年男性，年老久病，复因支架植入，损耗人体正气，气阴两虚，气虚无以行血，阴虚脉络不充，血行迟滞，瘀血内停而致胸痹心痛，病位在心，属本虚标实之证。本方之意乃益气养阴，活血通脉。方中太子参补气健脾、养阴生津；黄芪、白术健脾养心，益气助阳；茯苓健脾、宁心安神；麦冬、北沙参、玉竹、生地滋阴；丹参、桃仁、红花、赤芍、当归活血化瘀；枳实以行气；远志、炒酸枣仁、合欢皮、珍珠母以安神；炙甘草补气生血，养心益脾，调和诸药。诸药配伍，益气养阴，活血通脉使邪去脉道通畅。

（五）医案五

张某，女，69岁。

主诉：心前区憋闷不舒反复发作10年，加重1周。

现病史：该患者10年前曾因心前区憋闷不舒，于外院治疗，诊断为“冠心病，心绞痛”，行PCI术，植入支架1枚。出院后，规律口服比索洛尔、阿司匹林肠溶片、硫酸氢氯吡格雷等药物治疗，病情基本维持稳定。但近1周，疼痛加重，且发作频繁，每日疼痛发作4～5次，每次疼痛持续5～10分钟，常服用硝酸甘油才可缓解，而且常感冷痛。为进一步系统诊治，遂来我院寻求中医诊治。现症见：胸闷不舒，伴有冷感，遇阴雨天加重，畏寒喜暖，痰多气短，心慌，汗出，动则更甚，倦怠乏力，形寒肢冷，食少纳呆，寐差，二便尚调。形体略胖，舌淡暗且有瘀斑，苔白腻，脉沉涩细。

心电图：ST-T改变。

中医诊断：胸痹心痛（阳虚血瘀）。

治法：宽胸理气，温阳化痰，活血化瘀。

处方：桂　枝15g　瓜　蒌20g　薤　白15g　白　术15g
党　参25g　山茱萸20g　法半夏10g　陈　皮20g
枳　实15g　川　芎15g　丹　参20g　红　花15g
桃　仁15g　郁　金20g　远　志15g　酸枣仁20g
珍珠母30g　炙甘草10g

二诊：服药后，患者病情好转，背部冷痛发作次数减少，持续时间缩短，疼痛程度减轻。食少纳呆，睡眠质量改善，二便调。舌淡暗，苔白腻，脉沉涩细。效不更方，上方基础上加焦三仙各10g、莱菔子10g以健脾消食。

按语：杨积武教授认为该患者为胸阳不振、痰浊瘀滞之胸痹。患者属老年人，阳气虚衰，又因患者PCI术后，气虚愈甚，本虚加重，则血液运行不畅，阴邪易于上乘，而袭阳位，在本虚基础上形成标实，导致寒凝、瘀血、痰浊交互为患，而使胸阳失运，心脉阻滞，发为胸痹。本病病位在心，为本虚标实证。上方宽胸理气，温阳化痰，活血化瘀。通补兼用，以通为补，而正气足，使邪去脉道通畅。

（六）医案六

吴某，男，76岁。

主诉：胸闷反复发作4年，加重1周。

现病史：该患者4年无明显诱因出现胸闷，遂就诊于当地医院，诊断为“急性非ST段抬高型心肌梗死”，植入支架2枚，上症缓解，此后规律服用阿司匹林、硫酸氢氯吡格雷、阿托伐他汀等药物，1周前因劳累后出现胸闷加重，向后背部放射，每日疼痛发作4～5次，持续3～5分钟，含服速效救心丸后缓解。今为求系统治疗，遂来我院就诊。现症见：胸闷时作时止，偶伴胸痛，痛引肩背，心悸，气短乏力，汗出，神疲，纳可，寐差，二便尚调。形体适中，舌质淡暗，苔白，脉细涩。

心电图：ST-T改变。

中医诊断：胸痹心痛（气虚血瘀）。

治法：益气活血，化瘀通络。

处方：党　参30g　黄　芪15g　当　归20g　赤　芍20g
川　芎15g　桃　仁20g　红　花20g　地　龙10g
酸枣仁15g　柏子仁15g　远　志20g　炙甘草15g

二诊：服药后，患者胸闷痛发作次数减少，持续时间缩短，但体力劳动时仍有胸闷胸痛症状，睡眠质量明显改善，二便调。舌质淡暗，苔白，脉细涩。上方加大党参、黄芪用量以加强益气固本之功。

三诊：服方后，患者无明显胸闷胸痛发作，舌淡红，苔薄，脉细。继开原方剂10剂巩固疗效。

按语：杨积武教授认为：患者为气虚血瘀之胸痹。患者属老年人，年老体弱，复因植入支架后，气虚更甚，气虚无以行血，血行迟滞，而致胸痹心痛。气虚则气短乏力，神疲。本病病位在心，属本虚标实之证。本方之意乃益气活血，化瘀通络。方中黄芪、党参、炙甘草大补元气，益气固本，通经利脉；红花、桃仁、当归、川芎、赤芍活血化瘀；地龙活血通络；远志、酸枣仁、柏子仁宁心安神；炙甘草调和诸药。诸药配伍，共奏益气活血、化瘀通络之效，通补兼用，以通为补，使正气充足而邪去脉道通，血运无阻。

（七）医案七

赵某，女，81岁。

主诉：胸闷痛反复发作10年，加重3天。

现病史：该患10年前每因劳累后出现胸闷、胸痛，胸痛每次持续3～5分钟，经含服硝酸异山梨酯后胸闷痛可缓解，于外院诊为“冠心病，不稳定型心绞痛”，行 PCI 术，植入支架 1 枚，上症好转。2 年前患者上症时有反复发作，平时于家中间断自服阿司匹林、丹参滴丸等药物，患者 3 天前劳累后上述症状加重，伴心悸、气短、汗出，休息后无明显缓解，来诊。现症见：胸闷痛，固定不移，时作时止，心悸气短，汗出，神疲乏力，饮食尚可，夜寐欠佳，二便尚可。神清，口唇轻度发绀，舌质淡暗，有瘀点，苔白，脉弱。

查：心率 76 次 /min，心音低钝。心电图：ST-T 改变。心脏彩超：主动脉硬化，左室舒张期顺应性减低。

中医诊断：胸痹心痛（气虚血瘀）。

治法：益气活血，化瘀通络。

处方：党　参 30g　黄　芪 30g　白　术 20g　当　归 20g
赤　芍 20g　川　芎 15g　桃　仁 20g　红　花 15g
远　志 15g　半　夏 10g　陈　皮 10g　酸枣仁 15g
柏子仁 15g　合欢皮 15g　煅龙骨 15g　煅牡蛎 15g
炙甘草 15g

二诊：服药后，患者偶有胸闷胸痛发作，较前明显缓解，寐可。舌淡暗，苔薄，脉细。效不更方，故原方继续口服。

按语：杨积武教授认为，该患证属年老体弱久病，导致心气不足，复因 PCI 术后，损伤正气，气虚愈重，气虚无以行血，血行迟滞，而致胸痹心痛。气虚则气短，神疲乏力。又因素体气虚，卫表不固，而致汗出。本病病位在心，属本虚标实之证。本方之意乃益气活血、敛汗、化瘀通络。方中黄芪、党参、白术大补元气，益气固本，通经利脉；红花、桃仁、当归、川芎、赤芍活血化瘀；煅龙骨、煅牡蛎收涩敛汗；半夏、陈皮理气化痰；远志、酸枣仁、柏子仁、合欢皮宁心安神；炙甘草调和诸药。诸药配伍，共奏益气活血、敛汗、化瘀通络之效。

（八）医案八

周某，女，60 岁。

主诉：阵发性心前区疼痛不适 1 年半，加重 5 天。

现病史：该患者 1 年半前曾因心前区疼痛在外院住院，经查诊断为“冠心病”，行冠脉造影：前降支 80% 狭窄，行 PCI 术，植入支架 1 枚，上症好转。出院规律口服阿司匹林、硫酸氢氯吡格雷、阿托伐他汀 1 年，病情稳定。5 天前因生气上症加重，遂来我院门诊，症见：心前区疼痛，时作时止，痛有定处，善太息，胸胁胀满，得矢气则舒，纳可，寐差，小便正常，大便略干。形体略瘦，舌暗红，有瘀点，苔薄腻，脉弦。

心电图：ST-T 改变。

中医诊断：胸痹心痛（气滞血瘀）。

治法：行气活血，化瘀通络。

处方：柴　胡 15g　香　附 15g　丹　参 20g　川　芎 15g
陈　皮 20g　枳　壳 15g　白　芍 20g　当　归 20g
红　花 20g　桃　仁 15g　牛　膝 20g　郁　金 20g
远　志 20g　酸枣仁 20g　炙甘草 10g

二诊：服药后，患者偶有胸痛胸闷发作，症状已明显改善。舌淡红，苔薄，脉细。故再服原方 15 剂，巩固疗效。

按语：杨积武教授认为，该患者为气滞心胸之胸痹心痛。患者因情志不遂，郁怒伤肝，肝失疏泄，肝郁气滞，使血行不畅，脉络不利，复因 PCI 术后，血瘀愈重，而致气血瘀滞，心脉痹阻，气行则血行，气滞则血瘀，故气滞和血瘀常相交互为病，痹阻心胸。本方之意乃寓疏利肝胆之气于通腑泻浊、理气祛瘀之中。方中柴胡辛凉，主入肝胆，功擅条达肝气而疏郁结；香附专入肝经，长于疏肝理气，并有良好的止痛作用，川芎能疏肝开郁，行气活血，止胁痛，二药相合，共助柴胡以解肝经之郁滞；丹参活血化瘀，为血中之气药；陈皮、枳壳理气解郁；红花、桃仁、牛膝、郁金活血化瘀，和营通脉；远志、炒枣仁宁心安神；当归养血活血；白芍养血柔肝，缓急止痛；甘草调和诸药。诸药配伍，既可疏利肝胆之气滞，又可通腑泻浊达到化痰祛瘀之效，使气滞去，脉道通。

（九）医案九

李某，男，57 岁。

主诉：胸闷隐痛反复发作 2 年，加重 1 个月。

现病史：该患 2 年前无明显诱因出现胸闷隐痛，于外院诊断为“冠心病，不稳定型心绞痛”，行冠脉造影，回旋支狭窄 80%，植入支架 1 枚，上症好转，之后规律服用抗血小板药物及稳定斑块药物。1 个月前无明显诱因胸闷隐痛症状再发，痛引肩背，乏力，汗出，每次发作持续 5～10 分钟，每日发作 2～3 次，自服速效救心丸稍有缓解，为求系统诊治，遂就诊于我院门诊。现症见：

胸闷隐痛，时作时止，痛引肩背，心悸，乏力，头晕，肢体沉重，纳可，寐差，二便可。平素吸烟史20余年，每天吸烟1盒。形体肥胖，舌体胖大，舌质暗，苔厚腻，脉沉细。

心电图：ST-T改变。

中医诊断：胸痹心痛（痰浊血瘀）。

治法：化痰祛瘀，活血通络。

处方：柴　胡30g　黄　芪15g　大　黄10g　枳　实15g
黄　芩15g　泽　泻20g　瓜蒌皮15g　当　归10g
远　志10g　芍　药10g　当　归20g　红　花20g
桃　仁20g　牛　膝15g　郁　金20g　陈　皮20g
大　枣10g

二诊：服药后，患者胸痛胸闷发作较前明显好转，睡眠欠佳，二便调。舌质暗，苔厚，脉弦。故以原方加炒酸枣仁、柏子仁各15g，养心安神，加炒白术15g、人参20g益气固本，防止损伤元气，以助心脉通畅。

三诊：服方后，患者已无明显的胸痛胸闷发作，症状已明显改善，继续服用上方15剂，巩固疗效。

（十）医案十

刘某，男，85岁。

主诉：胸闷胸痛反复发作8年，加重1周。

现病史：该患8年前无明显诱因出现胸闷隐痛，时作时止，遂就诊于当地医院，经查诊治为“冠心病，不稳定型心绞痛”，行PCI术，植入支架2枚，对症治疗后上症有所缓解。3年前上症再次发作，多次治疗，上症时好时坏，平素于家中口服通心络胶囊、阿司匹林、比索洛尔、单硝酸异山梨酯等药物，病情基本稳定。1周前患者无明显诱因上症加重，痛引肩背，为求系统诊治来我院门诊。现症见：胸闷隐痛，时作时止，遇劳后加重，心烦，气短，动则尤甚，疲倦乏力，口干，纳呆，汗出，寐差，小便正常，大便秘。形体瘦弱，舌暗红少苔，舌体胖且边有齿痕，脉沉细。

心电图：ST-T改变。心脏彩超：主动脉硬化，左房大，二尖瓣少量反流。

中医诊断：胸痹心痛（气阴两虚兼血瘀）。

治法：益气养阴，活血通络。

处方：太子参30g　黄　芪30g　麦　冬20g　白　术20g
茯　苓20g　丹　参30g　当　归20g　桃　仁20g
红　花20g　枳　实15g　酸枣仁20g　柏子仁20g
炙甘草10g

二诊：服药后，患者胸闷胸痛、心慌、气短乏力的症状有所好转。但自觉心烦不适，寐差。舌暗红少苔，脉沉细。此属阴虚较甚，于上方加北沙参20g、玉竹20g、生地15g以滋养阴液，加夜交藤、合欢皮各15g，珍珠母30g以安神。

三诊：服药后，诸症基本消失，病情稳定，饮食起居如常。舌淡，苔薄，脉细。故服再用原方10剂，巩固疗效。嘱其调畅情志，低盐低脂饮食，保持适当体力活动。

按语：杨积武教授认为此乃气阴两虚兼血瘀之胸痹心痛。《蒲辅周医疗经验》中说："心阴虚，则心烦，盗汗，口干，舌尖红，或见低热，健忘。"指出心阴虚的症状。患者老年男性，年老久病，气阴两虚，复因支架术后，损伤正气，气虚愈重，气虚无以行血，阴虚脉络不充，血行迟滞，瘀血内停而致胸痹心痛，病位在心，属本虚标实之证。本方之意乃益气养阴，活血通络。方中太子参补气健脾，养阴生津；黄芪、白术健脾养心，益气助阳；茯苓健脾，宁心安神；麦冬、北沙参、玉竹、生地滋阴；丹参、桃仁、红花、当归活血化瘀；枳实行气；酸枣仁、柏子仁、夜交藤、合欢皮、珍珠母以安神；炙甘草补气生血，养心益脾，调和诸药。诸药配伍，益气养阴、活血通络，使邪去脉道通畅。

（十一）医案十一

郑某，男，73岁。

主诉：阵发性胸闷痛10年，加重1周。

现病史：该患10年前无明显诱因出现胸闷痛，时作时止，痛引肩背，于外院诊断为"冠心病，不稳定型心绞痛"。植入支架1枚，出院后规律服用阿司匹林、硫酸氢氯吡格雷等药物。1周前患者无明显诱因上述症状加重，伴胃脘部疼痛不适，心悸，痛引肩背，含服硝酸异山梨酯后可缓解。为系统诊治遂来我院门诊。现症见：胸闷痛，时作时止，痛引肩背，心悸，气短，胃脘部疼痛不适，纳差，食后腹胀，神疲乏力，面色少华，寐一般，小便正常，大便溏。形体略瘦，舌质淡暗，苔腻，脉弱。

既往史：慢性胃炎病史3年，口服奥美拉唑20mg，日1次。

心电图：ST-T 改变。

中医诊断：胸痹心痛（气虚血瘀）。

治法：益气健脾，活血化瘀。

处方：党　参 30g　黄　芪 30g　白　术 20g　当　归 20g
赤　芍 20g　川　芎 15g　桃　仁 20g　红　花 20g
升　麻 10g　柴　胡 15g　陈　皮 20g　酸枣仁 20g
柏子仁 20g　炙甘草 15g

二诊：服药后，患者胸闷痛发作次数较前减少，胃脘部疼痛不适较前明显好转，但有体力劳动时仍有胸闷胸痛症状，胃纳一般，二便调，睡眠质量仍一般，舌质淡暗，苔腻，脉弱。上方加远志 20g、合欢皮 20g。

三诊：服方后，患者偶有胸闷胸痛发作，较前明显缓解，睡眠质量明显提高，胃脘部疼痛不适较前明显好转，纳可。舌淡暗，苔薄，脉细。效不更方，故原方继续口服。

四诊：服方后，患者诸症基本好转。舌淡，苔薄，脉细。继续服用原方 15 剂。嘱其注意休息，畅情志，调饮食。

按语：杨积武教授认为，该患证属年老体弱久病，复因支架术后，正气愈虚，正气虚损，心脾气虚，气虚无以行血，血行迟滞，而致胸痹心痛。气虚则气短，神疲乏力。脾胃气虚，受纳、腐熟、运化功能减弱，故见腹胀纳呆。脾气不足，生化乏源，肢体失养则倦怠乏力。中气不足，故少气懒言。气血不荣则面色少华。本病病位在心脾，属本虚标实之证。故以益气健脾、活血化瘀。方中黄芪、党参、白术、炙甘草大补元气，益气固本，通经利脉；红花、桃仁、当归、川芎、赤芍活血化瘀；升麻、柴胡升举下陷之清阳，配合陈皮调畅气机；远志、酸枣仁、柏子仁、合欢皮宁心安神；炙甘草调和诸药。诸药配伍，共奏益气健脾、活血化瘀之效，通补兼用，以通为补，使正气充足而邪去，脉道通，血运无阻。

（十二）医案十二

刘某，男，69 岁。

主诉：心前区疼痛，胸闷不舒反复发作 2 年，伴头晕头涨加重 1 个月。

现病史：该患者 2 年前因心前区疼痛，胸闷不舒于外院诊断为“冠心病，不稳定型心绞痛，高血压”，行 PCI 术，植入支架 3 枚，上症好转。出院后，长期口服硝酸异山梨酯、阿司匹林等药物治疗，症状改善尚可。3 个月前患者再发心前区疼痛，胸闷不舒，发作时服用硝酸甘油可缓解，未予重视。近 1 个月来症状加重，每日发作 2～3 次，每次发作 5～8 分钟，伴有头晕头涨，自服上述药物无明显好转，遂来我院寻求中医诊治。现症见：心前区疼痛，胸闷不舒，时作时止，伴头晕头涨，痰多气短，倦怠乏力，劳累后加重，形体肥胖，纳呆便溏，寐欠佳，平素过食肥甘厚味，舌体胖大，苔厚腻而灰白，脉沉细。

查：血压 170/110mmHg。心脏彩超：主动脉硬化改变，二尖瓣、主动脉瓣轻度反流，左室舒张期顺应性减低，射血分数 52%。心电图：ST-T 改变。

中医诊断：胸痹心痛（痰浊血瘀）。

治法：化痰祛瘀，活血通络。

处方：柴　胡 20g　　大　黄 15g　　枳　实 15g　　黄　芩 15g
泽　泻 20g　　瓜　蒌 15g　　当　归 20g　　远　志 20g
芍　药 20g　　黄　芪 10g　　大　枣 10g

二诊：服药后，患者胸疼胸闷发作次数减少，活动能力明显加强，睡眠欠佳，二便调。舌体胖大暗红，苔厚，脉细。故以原方加炒酸枣仁、柏子仁各 15g，养心安神，另加炒白术 15g、党参 20g 益气固本，防止损伤元气，以助心脉通畅。

三、用药配伍

杨积武教授在治疗 PCI 术后心绞痛时注重衷中参西，证病结合，精心配伍益气活血方。方中用量最大为黄芪、川芎。现代药理研究证明，黄芪具有免疫双向调节作用，能加强心肌细胞的代偿能力，降低凝血因子Ⅷ促凝活性，对血液流变学具有明显改善作用；川芎中的川芎嗪可以保护心肌缺血损伤，能扩张冠状动脉，增加冠状动脉流量，降低心肌耗氧量的作用，抑制内膜增生，预防动脉再狭窄，抑制血小板聚集和血栓形成，改善微循环，川芎还具有调脂作用，川芎嗪可以明显抑制血管平滑肌细胞（VSMC）的生长分裂及 VSMC 的Ⅰ型、Ⅲ型前胶原 a1（Ⅰ）、a1（Ⅲ）基因的转录，Ⅰ型、Ⅲ型前胶原可导致血小板的黏附、聚集，同时激活并释放生长因子，在再狭窄的形成过程中起重要作用。

杨积武教授根据多年临床经验总结了冠心病 PCI 术后心绞痛的常用治法为益气活血。心气亏虚、血脉瘀阻是冠心病 PCI 术后心绞痛的重要病机，故而益气活血是基本治则。心主神明，在临床上患者表现有胸闷、胸痛、心悸等的同时，常伴有眠少梦多、入睡困难、早醒易醒等心神不安症状，因此，杨积武教授在辨证论治的基础上，常选用一些宁心安神之品，对改善临床症状及缓解紧张焦虑情绪均有很大裨益。

（一）益气药

多选用生黄芪、太子参、茯苓、白术、甘草等。

生黄芪：甘，微温，归脾、肺经，补气升阳，益卫固表，托毒生肌，利水退肿。黄芪的应用非常广泛。杨积武教授善用黄芪，认为脾为生化之源，肺主一身之气，黄芪入脾肺二经，既补脾气，又益肺气，为补气之良药，凡辨证属于气虚证，见倦怠乏力、气短，活动后加重，纳少便塘，舌淡苔白，脉虚无力等症，皆可应用，常与太子参、茯苓、白术等补气药合用。

太子参：甘、微苦，平，归脾、肺经，补气生津。杨积武教授认为太子参性平，补气兼能生津，是补气药中的一味清补之品，对于气虚又不受峻补者尤为适宜（除非病情特别危重的患者，杨积武教授很少应用西洋参、人参，因为价格较贵。杨积武教授认为党参虽药性平和，但偏于温燥，对虚寒证最为适用，若属热证则不宜单独应用）。

茯苓：甘、淡，平，归心、脾、肾经，利水渗湿，健脾，安神。白术：苦、甘，温，归脾、胃经，补气健脾，燥湿利水。茯苓常配伍白术，既补气健脾，又能利水渗湿。

杨积武教授在运用补气药时，十分重视对兼症的配伍用药。若兼有阴虚证，可配伍北沙参、麦冬、五味子等滋阴药以补气生津；若兼有血虚证，常与当归、白芍、熟地等合用以补气生血；若兼有阳虚证，多配伍生杜仲、桑寄生、淫羊藿等补肾助阳；若兼有水肿证，可配伍猪苓、泽泻、冬瓜皮等补气以利水渗湿；若兼有血瘀证，常配伍丹参、延胡索、郁金等活血化瘀药补气以行血。

杨积武教授应用补气药，一般先从小剂量开始，根据患者病情及其用药后有无口干或口干加重、大便干结、咽痛等热象反应逐步调整剂量，或加量，或减量，或停用。补气药多味甘，能壅滞中气，杨积武教授应用补气药，往往同时配伍一些理气药，使补而不滞；另一方面，补气药多为甘温之品，过用、久用易伤津液，杨积武教授常少佐一些滋阴药以防止补气药温燥伤阴，如北沙参、麦冬等。

（二）温阳药

多选用肉桂、附子等药。

附子，为“百药之长”，辛、甘，大热，有毒，善入气分，有温阳之功，其性刚烈迅捷，走而不守，通上达下，行表彻里，补火助阳，温通诸经，能外温皮毛除表寒，里达下元温痼冷，彻内彻外，十二经络、五脏六腑，无所不至，偏重于归心、肾、脾经，具有回阳救逆、补火助阳、散寒止痛等功效，是治阳虚诸证的要药。“上能助心阳以通脉，中能温脾阳以散寒，下能补肾阳以益火”，为回阳救逆之要药，用于亡阳虚脱及阳虚诸证。肉桂，入心经能温里回阳通脉，入脾经能温脾和胃，入肝经能暖肝散寒，入肺经能摄纳平喘，入肾经能温补下元。肉桂除具补火助阳、引火归原、散寒止痛、温通血脉的功效外，另具温中止泻、通脉救逆、和阳化滞、甘温补中之效。

（三）活血药

常用丹参、延胡索、郁金、赤芍、鸡血藤、牛膝、桃仁、牡丹皮、三七粉、川芎、当归等。

心主血脉，各种致病因素最终均会导致血行不畅，心脉瘀阻，发为胸痹心痛。因此，杨积武教授治疗 PCI 术后心绞痛患者，几乎均配伍活血化瘀药。《本草正义》云：“丹参，专入血分，其功在于活血行血，内之达脏腑而化瘀滞……外之利关节而通血脉。”杨积武教授认为丹参活血祛瘀的适用范围很广泛，能用于各科的瘀血阻滞证，临床最常用的活血药是丹参，杨积武教授还常常用延胡索配伍郁金。杨积武教授认为延胡索“行血中气滞、气中血滞”，既能入血分以活血祛瘀，又能入气分以行气散结，尤以止痛效果卓著。郁金，《本草经疏》谓其为“血分之气药”，亦能活血止痛，行气解郁。二者相须为用，且药性一寒一温，既加强行气活血的功效，又无过寒过热之弊。

杨积武教授使用活血祛瘀药，会根据血瘀的程度酌情选用和血、活血或破血等不同活血化瘀药物。兼见虚损证候时，尤其对于老年人，多选用养血活血药如丹参、鸡血藤、当归等；血瘀证轻者多选用延胡索、郁金、赤芍、桃仁、川芎、牛膝等活血化瘀，延胡索、郁金往往联合应用，重者应选用行气破血、通经止痛的姜黄、三七粉等；若血瘀证明显，胸痛难缓解，还可选用虫类药如水蛭、全蝎，加强破血逐瘀、通络止痛之力，但也应时时注意顾护正气，不可多用、久用。

杨积武教授在运用活血祛瘀药时，辨证审因，并作适当的配伍。血瘀证属气虚不能鼓动血行而致瘀者，可配伍使用补气药，气旺则血行，常用黄芪、党参、太子参、白术、茯苓等，以丹参配伍黄芪组合最多；血瘀兼血虚者，应在活血同时当兼顾养血，寓养血于活血之中，多用当归、白芍、熟地等；气行则血行，气滞则血凝，活血祛瘀药中可适当配伍理气药调畅气机，可促进血行而有利于祛瘀，常选用枳壳、佛手等；如属寒凝气滞血瘀者，可配伍温经通脉之品，如桂枝、细辛等；如为热灼营血致瘀血内阻者，应选用清热凉血活血药如丹皮、赤芍，同时配伍清热凉血药，如生地、玄参等；对于癥瘕痞块，则与化痰软坚散结药配用，如生牡蛎、浙贝母、夏枯草等。

（四）行气药

常用枳壳、柴胡、佛手、木香、砂仁、乌药等。

杨积武教授认为，气机不畅，主要与肺、肝、脾、胃等脏腑功能失调有关。因肺主气，肝主疏泄，脾主运化，胃主受纳。诸如寒暖失调、忧思郁怒、饮食不节等因素，均可导致肺失宣降、肝失疏泄、脾胃升降失司。人体脏腑是一个不可分割的整体，在正常情况下，可以相互滋生，相互制约，在发生病变时，又相互影响，如肝失疏泄可导致脾胃气滞。使用行气药物时，必须针对病情，选择相应的药物，并采用适宜的配伍。肝郁气滞者，多选用佛手、柴胡等，并酌配养血柔肝的白芍、当归等，其中白芍必用。如兼有血瘀证者，宜配伍活血化瘀药如延胡索、郁金、丹参、桃仁等；如兼有脾虚证者，配伍茯苓、白术、生薏苡仁等健脾之品；如肝郁化火，配伍炒栀子、丹皮、赤芍等清热。脾胃气滞者，多选用木香、砂仁、枳壳等；如兼有湿热证者，宜配清热利湿药如黄连、生薏苡仁等；兼有寒湿困脾证者，配伍温中燥湿药如厚朴、陈皮、苏梗、砂仁等；兼食积不化者，酌加鸡内金、焦三仙、莱菔子、山楂等消食导滞药；兼脾胃虚弱者，配伍益气健脾药如茯苓、白术、太子参、生黄芪等。肺气郁闭，如因外邪袭肺者，宜配伍宣肺解表、化痰止咳之品，如桔梗、杏仁、前胡等。

行气药辛燥者居多，易于耗气伤阴，所以杨积武教授提出应用行气药时也要注意顾护正气及阴津，多配伍白芍等。

（五）安神药

常用酸枣仁、生牡蛎、首乌藤、莲子心等。

心藏神，主神明，临床上，患者在表现有胸闷、胸痛、心悸等的同时，常伴有眠少梦多、入睡困难、早醒易醒等心神不安症状，因此，杨积武教授常酌加一些宁心安神之品，临床应用时，应根据心神不安的虚实，有选择地使用安神药，同时根据不同病因、证候予以适当的配伍，方能取得良好的疗效。

养心安神，选酸枣仁、柏子仁、夜交藤；惊悸失眠，心肾不交，选用远志；虚烦不安，抑郁不舒，选用合欢皮、合欢花；心脾不足，选用莲子、茯神、大枣；重镇安神选用生龙骨、生牡蛎、珍珠母、磁石等，注意此类安神药易伤胃气，须酌情配伍健脾养胃之品。

第四节　眩晕（原发性高血压）

原发性高血压是以血压升高为主要临床表现，伴或不伴有多种心血管危险因素的综合征。在中医学中没有与其相对应的统一病名，根据患者的临床表现，可以将本病归于中医“眩晕”“头痛”“肝风”“中风”等范畴。近年来，原发性高血压的患病率呈逐年上升趋势，已成为严重威胁我国人民健康的疾病。杨积武教授对原发性高血压的中西医治疗有独到的见解。

一、学术思想

杨积武教授认为不论何种病机引起的眩晕，在其发生发展过程中，皆有痰、瘀作祟。风木旺，必是金衰不能制木，而木复生火，风火皆属阳，阳性主动，风阳每必夹有痰火，上扰清空发为眩晕；痰瘀同源，同类互生，痰滞日久必致血瘀，血瘀内阻，久必生痰，痰迷瘀闭则眩晕生。年老多虚，虚可生痰，痰之起，源于脾肾，而脾虚生痰最常见，脾虚则津液不布，痰浊中阻，清阳不升，上蒙清窍则发为眩晕。正如《丹溪心法·头眩》记载：“无痰不作眩。”因此在眩晕发生发展过程中，皆有痰作祟。痰与瘀都是病理产物和致病因子，痰阻日久可致瘀，血瘀日久可致痰。痰浊阻滞气机，妨碍血液循环，则血滞成瘀。随着生活水平的提高，人们喜食肥甘，易损伤脾胃，脾失健运，湿邪内生，兼夹外湿，引起机体气机不畅，津液输布障碍，进而积聚为痰，痰凝聚，导致气血运行不畅，气滞则血瘀，又加之患者多为年老体虚，气虚无力推动血行，均可致血瘀，痰瘀互结阻滞经络，清阳不升，浊阴不降，上蒙清窍，脑失所养而引起眩晕。因此，痰、瘀与眩晕发病关系密切，辨治眩晕多从痰瘀论治。

二、临证心悟

（一）西医辨病与中医辨证相结合

杨积武教授在临床实践中强调中医辨证论治与西医辨病治疗相结合。通过西医辨病，明确原发性高血压诊断，了解原发性高血压的分级及危险分层，对患者作出诊断性评估，在此基础上对原发性高血压某一阶段进行辨证论治，研究病与证、分级与分型的内在联系，从中医角度来认识原发性高血压总的病机。杨积武教授认为其总的发病机制为：脏腑功能失调，气血逆乱，进一步发展出现痰浊瘀血等病理产物，到后期开始出现心、脑、肾等脏腑功能的衰竭。并强调脾脏在整个发展过程中起到的重要作用。脾虚则运化功能失常，气机调畅失司，进一步发展出现痰浊阻滞，日久血脉凝滞发为瘀血阻络。而痰浊、瘀血会进一步导致心、脑、肾等靶器官的损伤，尤其是对心脏的损伤。

（二）中药与西药联合应用

中药与西药各自有其优点与不足。西药降压作用强，疗效可靠，且降压速度快，对某些靶器官的损害有逆转作用，如血管紧张素转换酶抑制剂有逆转心肌肥厚的效应。不足是降压迅速但血压波动较大，副作用相对较大，如影响水、电解质代谢，影响血脂、血糖代谢，有的药物长期使用还可影响性功能等等，症状改善差且服药后还常会出现一些不适症状，如血管紧张素转换酶抑制剂易出现刺激性干咳，钙通道阻滞剂易出现血管神经性头痛等，并且降压药长期使用易出现耐药性。中药虽然具有降压速度慢、降压疗效不确切、服药不方便等不足之处，但它改善症状更明显，与西药合用具有减毒增效的作用。

1. 中药调整体质，增强机体对西药的敏感性 中医治病强调整体观念，注重患者体质的差异及环境因素的影响。原发性高血压是一种身心疾病，与饮食、情绪、饮酒、心理等诸多因素相关。其中原发性高血压的发病与个人体质的关系最为密切。常见于三种体质之人：一为肝阳质，二为阴虚质，三为痰湿质。杨积武教授在临床实践中也特别注意个人体质的差异，对不同体质之人采取个性化治疗，认为肝阳质的患者脾气急躁易怒，情绪多不稳定，在药物治疗的同时，强调对患者要进行心理上的疏导，要求患者平时要控制好自己的情绪，保持心情愉快。在选方用药时适当加入柴胡、香附等疏肝理气药。阴虚质的患者常伴有手足心热、失眠、盗汗等症状，在药物治疗的同时，注意饮食要清淡，勿辛辣。在选方用药时可适当加入生地黄等滋阴药或配合六味地黄丸服用。痰湿质的患者往往体型肥胖常伴有头昏、头重等症状，在选方用药的同时可适量加入陈皮、半夏等健脾化痰药。通过这样整体调整，不仅使血压得以迅速控制，症状得以快速缓解，机体功能紊乱得以调整，而且对西药的敏感性增强，西药的用量也会逐渐减少。对于由于抗高血压药物的不良反应产生的不适症状也可通过中药加以调治。

2. 中药与西药的配伍应用 原发性高血压的发病机制尚不完全清楚，但研究表明其与血容量、肾素 - 血管紧张素系统、交感神经系统、盐代谢、钙离子的平衡等密切相关。中医治病强调辨证论治、整体调整。杨积武教授在临床实践中针对中药降压疗效差这一问题，提出在中医辨证论治的基础上根据现代药理研究加入具有降压效果的中草药。而现代药理研究发现许多中药具有与西药相同的降压机制，如具有利尿作用的中草药：泽泻、茯苓、防己、车前子等；具有钙通道阻滞剂作用的中草药：丹参、川芎、当归等；具有血管紧张素转换酶抑制剂作用的中草药：山楂、红花、白及等。

在选用西药时除根据现代药理研究选用具有不同降压机制的药物外，还可根据中西医结合的研究成果将其纳入中医辨证论治的理论体系。如依据已有的研究结果，对痰湿中阻型病人选用利尿药或并有利尿作用的降压药效果较好，阴虚阳亢或肝肾阴虚型病人选用血管紧张素转换酶抑制剂类降压药更佳，血脉瘀阻型病人选用钙通道阻滞剂、扩血管类药更为合适，肝阳上亢型建议可选用β受体阻滞剂。

3. 中西医结合防治靶器官损害 西药降压迅速，有利于尽早达到目标血压，但延缓或逆转靶器官损害是一漫长的过程，即使坚持长期有效控制血压亦未必能达到目的。中医药在及时降压疗效方面不如西药，但突出整体观念，强调整体阴阳、气血、脏腑平衡，往往可在多层面、多靶点上发挥作用，在保护、逆转靶器官损害上已有较多的工作积累，如许多研究证明中药对原发性高血压左室肥厚有一定程度的逆转，并且对其血管活性物质也有显著影响。

当原发性高血压发展到已累及心、脑、肾等脏器，此时应取中西医结合之长，以达取长补短的目的。在降压方面，西药效果较好、起效快，可首先考虑选用；在改善症状，防治心、脑、肾并发症方面，中医药疗效较好。现将既能改善症状，防治心脑肾合并症，又有降压作用的中药按症状分述于下，可随症选用：

①头晕，可选天麻、钩藤、罗布麻、地龙、羚羊角粉；②头痛，可选川芎、延胡索、吴茱萸、当归；③颈项强硬四肢发麻，可选葛根、羌活、白芍、青风藤、地龙、怀牛膝；④眼花，可选决明子、女贞子、灵芝；⑤耳鸣，可选蝉蜕、骨碎补、女贞子、杜仲；⑥心悸失眠健忘，可选酸枣仁、丹参、五味子、何首乌、地黄、枸杞子；⑦忧郁，可选柴胡、香附、郁金；⑧胸闷，可选瓜蒌皮（便秘用全瓜蒌）、桔梗、丹参、佛手；⑨气滞血瘀，理气可选用香附、佛手、延胡索，活血祛瘀可选用丹皮、丹参、当归、川芎、红花、山楂、益母草；⑩痰瘀互结（血脂偏高、血液流变学改变），可选用大黄、决明子、生何首乌、泽泻、全瓜蒌、莱菔子、虎杖、郁金、栀子、生蒲黄、水蛭、茵陈、枸杞子。

（三）治疗眩晕（原发性高血压）的临证经验

1. 原发性高血压早期治疗 原发性高血压早期以实证多见，病位主要责之于肝，与脾密切相关。其病因病机为：情志不遂、忧思恼怒使肝失条达，肝气郁结，郁而化火，肝火上逆而发为眩晕；或素体肥胖，嗜食肥甘，饮酒过度，损伤脾胃，水湿内停，痰浊中阻，导致清阳不升、浊阴不降而发为眩晕；对于老年原发性高血压患者，由于人过中年，肾气渐亏，精气渐衰，出现肝肾亏虚、肝阳上亢发为眩晕。从以上不难看出原发性高血压早期主要分三个证型即肝阳上亢型、阴虚阳亢型、痰浊中阻型。结合现代病理研究发现：这一时期处于原发性高血压病变的早期即功能紊乱期。这一时期的患者无血管及心、脑、肾等器质性病变，只表现为全身细小动脉痉挛。这一时期治疗的关键在于清肝潜阳、滋阴化痰、调整阴阳，预防疾病的进一步传变。

对于肝阳上亢、阴虚阳亢型的患者，杨积武教授强调要尽早施以清肝潜阳、滋养肝肾之剂，如天麻钩藤饮、杞菊地黄丸等，使肝木得清，肾水得滋，无使生风。对于痰浊中阻型患者应尽早施以健脾、化痰、祛湿之剂。如半夏白术天麻汤、二陈汤等，使脾气得运，湿气得化，痰无所生。早期原发性高血压患者伴随症状多见，若肝郁化火生热，表现面赤、心烦恼怒者，加丹皮、栀子以清热凉血；若肝火扰心，出现失眠多梦者，酌加生龙骨、生牡蛎等以镇心安神；若神疲倦怠，虚烦不寐，脾虚为主者，用参苓白术散合四逆散，以甘平补脾，佐以平肝；若食少、脘闷、腹胀者，加白蔻仁、砂仁等理气化湿健脾；若痰湿郁久化热，痰热上犯清空者，宜用黄连温胆汤清化痰热；若颈项强直者，加葛根、木瓜以舒筋活络；耳鸣者加磁石、山萸肉、山药以平肝潜阳，补益肝肾。

2. 原发性高血压中期治疗 原发性高血压中期以虚实夹杂为主。这一时期以肝肾阴虚为本，痰浊瘀血为标。从现代病理研究看，此期处于动脉系统病变期，主要表现为全身细小动脉的硬化并可波及大动脉。中医治以补养肝肾、化痰祛瘀，方选：镇肝熄风汤加丹参、红花、三棱、莪术等。

这一时期的治疗尤为关键，因为进一步发展，痰浊阻滞日久，郁而化热，风痰阻络，上蒙清窍而发为中风；痰浊瘀血痹阻经络，心脉痹阻，胸阳不展而发为胸痹；肝肾阴虚日久，出现阴阳两虚，肾阳不足，失于温化，水饮内停而出现水肿，肾不纳气则气喘难平，动则尤甚，发为水肿喘证。痰浊瘀血在整个过程中起着非常重要的作用，因此选方用药时应在调节阴阳的基础上重视活血化瘀、祛痰降浊药物的应用，如：葛根、薤白、灯盏花等。

现代研究发现中医痰浊的概念与西医血脂的概念密切相关，痰浊壅盛的患者大多存在血脂异常。临床实践中也发现血压与血脂相互关联，血脂高的患者血压比较顽固，血压不易达标，但血脂得以控制后血压也会随着改善。这种相关性要求在强调血压达标的同时，也要强调血脂的达标，在监测血压的同时，密切监测血脂。

3. 原发性高血压后期治疗 原发性高血压后期以虚为主，尤其是肾虚、气虚。从现代病理研究看，此期处于原发性高血压内脏病变期即出现心、脑、肾等靶器官的损伤。患者的体质、脏腑功能、气血阴阳发生很大改变。杨积武教授对并发中风的原发性高血压患者，见面色无华、气短乏力、舌质暗淡、苔薄白、脉沉细者，用补阳还五汤加减，重用黄芪大补元气，佐以当归、桃仁、红花等活血化瘀通络；并发胸痹的原发性高血压患者，见盗汗、心悸怔忡、舌质红、少苔者，方选天王补心丹加减，重用生地黄滋补肾阴，佐以丹参、当归等养血活血；并发水肿的原发性高血压患者，见舌质紫暗、苔薄白润、脉沉细、浮肿甚者，方选真武汤加减，选用附子温补肾阳，佐以茯苓、白术、生姜以健运脾胃、运化水湿。

原发性高血压后期病机复杂，虽以虚为主，但也要分清标本缓急。根据急则治其标，缓则治其本的原则，对胸痛、水肿、咳喘等症状明显的患者以治标为主，清肝泻火、祛瘀化痰；对症状不明显，处于恢复期的患者以治本为主，调气血、补肾虚。

三、验案精选

（一）清热、化痰降浊法治疗眩晕（原发性高血压）

1. 患者，男，57岁。

主诉：头晕头涨反复发作10年，加重2周。

现病史：10年前患者情绪激动后出现头晕头涨，就诊于当地诊所，测血压200/120mmHg，诊断为原发性高血压。间断口服复方降压片，停药后血压即上升。2周前因母亲去世，头晕头涨加重，特来求诊。现症见：头目沉胀，头重如裹，多痰，胸脘满闷，恶心欲吐，少食多寐，便溏，形体肥胖，舌胖苔厚腻，脉滑。

既往史：否认血脂异常、冠心病、糖尿病等病史。

个人史：有吸烟史20年，每日10支，有饮酒史，每日饮白酒50g。

查：血压190/110mmHg，脉搏70次/min。心电图：左心室肥厚。

中医诊断：眩晕（痰浊上犯）。

治法：化痰降浊、调肝理脾。

组方：半夏白术天麻汤加减。

处方：半　夏10g　白　术15g　天　麻10g　钩　藤10g
薏苡仁15g　石菖蒲10g　橘　红10g　茯　苓10g
生　姜10g　大　枣10g

以上方为主连续服用1月，水煎服，日1剂。

二诊：头晕头重减轻，睡眠仍较差。上方去茯苓加茯神10g、酸枣仁10g。

三诊：患者诸症明显好转，头晕头涨明显减轻，睡眠亦较好。测血压140/90mmHg，嘱其调畅情志，续服上方。

2. 患者，男，45岁。

主诉：头晕反复发作1年，加重1周。

现病史：患原发性高血压1年，血压波动在160～170/90～100mmHg之间，未规律服用降压药物。近1周来头晕症状加重，倦怠乏力，饮食欠佳。现症见：头晕，胸闷烦热，纳呆，大便黏滞不爽，小便可，舌质红，苔黄腻，脉弦滑。

查：血压160/100mmHg，血脂：总胆固醇6.7mmol/L，低密度脂蛋白胆固醇 4.3mmol/L。

中医诊断：眩晕（痰浊壅盛，郁而化火）。

治法：清化痰热。

组方：黄连温胆汤加减。

处方：半　夏 10g　竹　茹 15g　枳　实 10g　陈　皮 15g
茯　苓 15g　黄　连 15g　泽　泻 15g　瓜　蒌 15g
甘　草 5g

二诊：服药 1 周后复诊，头晕症状明显缓解，仍感乏力，纳差，舌脉同前，血压 145/90mmHg，治以醒脾化湿和胃，上方加木香 10g、砂仁 10g，再服 1 周。

三诊：诸症均缓解，血压稳定，同时给予赖诺普利 10mg 日一次口服，阿托伐他汀 20mg 日一次口服维持。

按语：本例以头晕为主症，中医辨证为痰浊壅盛、郁而化火。杨积武教授选用黄连温胆汤加减来清化痰热。方中半夏与竹茹相伍，化痰清热除烦；枳实苦辛微寒，助竹茹清热化痰；陈皮苦辛微温，助半夏化痰理气；茯苓、泽泻健脾利湿；黄连清解郁热；瓜蒌化痰；甘草调和诸药。同时杨积武教授非常重视血压与血脂的关系，强调高血脂的患者一定要血脂达标才能保证血压的良好控制，因此西药选择降压药的同时配以降脂药。

3. 张某，男，50 岁。

主诉：头晕反复发作 5 年。

现病史：5 年来无明显诱因头晕反复发作，视物旋转，头重脚轻，如坐舟车，头脑昏沉，记忆力减退。伴周身乏力，心烦易怒，坐卧不宁，心慌，口干苦，舌质红，苔黄腻，脉沉弦。

既往史：高血压病史 12 年，脑梗死、冠心病 2 年，颈椎病 12 年。

查：血压 140/100mmHg。

中医诊断：眩晕（痰热上扰）。

治法：清热化痰。

处方：丹　参 20g　泽　泻 20g　白　术 15g　陈　皮 15g
茯　苓 15g　半　夏 10g　天　麻 15g　钩　藤 15g
枳　实 15g　竹　茹 15g　葛　根 25g　牛　膝 15g
夏枯草 15g　石决明 15g　菊　花 25g

二诊：晕止，效果明显，舌质红，苔薄黄腻，脉沉弦。查体：血压130/80mmHg，守方继服7剂。

三诊：患者仍时有心烦易怒，胸闷痛气短，口苦，舌质红，苔薄白，脉沉。原方加川楝子10g、郁金15g、乌药15g、柴胡15g、当归15g、白芍15g。

按语：以半夏白术天麻汤为主方，加入竹茹甘寒滑利，入肺、胃、胆经，善涤痰泄热而除烦，治痰热闭阻清窍所致的眩晕；枳实苦辛微寒，行滞降泄力强，长于破滞气，行痰湿，消积滞，除痞满，为脾胃气分药。二者合用共奏消积化痰，和胃降逆，清热止呕之功，偏重于治疗胃热痰盛、痰热上蒙的眩晕。丹参活血、凉血、祛瘀，清心安神；葛根使清阳得升；菊花入肝经，可疏风清热，清肝泻火，与夏枯草合用，共奏清肝明目之效；石决明咸寒清热，质重潜阳，专入肝经，有清肝热之功；牛膝苦泄下行能引火下行，以降上炎之火。全方共奏清热化痰之功。

（二）平肝化痰息风法治疗眩晕（原发性高血压）

徐某，女，71岁。

主诉：头晕反复发作1个月。

现病史：1个月来无诱因出现头目眩晕，目胀耳鸣，头脑昏沉，无视物旋转，时有恶心欲吐，心烦易怒，夜寐差，健忘，口干苦，腰膝酸软，口燥咽干，二便正常，四肢活动自如。舌质红，苔少，脉弦。

查：血压180/100mmHg，脑血流图：双椎基底动脉平均血流速度降低，双颈内动脉系统血流速度探及不清，动脉硬化样改变。

中医诊断：眩晕（阴虚阳亢）。

治法：平肝潜阳，化痰息风止眩。

处方：泽　泻20g　白　术15g　陈　皮15g　茯　苓15g
半　夏10g　天　麻15g　钩　藤15g　石决明30g
夏枯草15g　龙　骨30g　牛　膝15g　炒酸枣仁15g
夜交藤15g　磁　石30g

二诊：症已大减，效不更方，继服上方7剂。

（三）化痰祛瘀法治疗眩晕（原发性高血压）

患者，女，72岁。

主诉：眩晕伴心悸、胸闷反复发作15年，加重3天。

现病史：该患于15年前恼怒后出现眩晕伴心悸、胸闷，以后每因劳累或情绪激动后反复发作，曾就诊于当地医院，测血压180/100mmHg，诊断为“原发性高血压”，口服药物治疗，具体不详，多年以来患者病情起伏不定，多次于西医院进行门诊治疗。3天前患者劳累后眩晕、心悸加重，自服硝苯地平不缓解。现症见：眩晕，头重昏蒙，时有刺痛，胸闷恶心，食少多寐，形体偏胖，小便尚可，大便溏薄，精神不振，形体偏胖，舌淡胖紫暗，苔白腻，脉濡滑。

查：血压180/100mmHg，血脂：总胆固醇6.9mmol/L，低密度脂蛋白胆固醇4.3mmol/L，肝功检查：正常，心电图：ST-T改变。

中医诊断：眩晕（痰瘀内结）。

治法：化痰祛瘀。

处方：半　夏10g　陈　皮15g　党　参15g　白　术15g
茯　苓10g　薏苡仁10g　石菖蒲10g　川　芎10g
当　归10g　赤　芍10g　桃　仁10g　红　花10g
天　麻10g　香　附10g　桔　梗10g　炙甘草10g

二诊：眩晕减轻，仍有头重昏蒙，时有刺痛，胸闷恶心，食少多寐，小便尚可，大便溏薄，舌淡胖紫暗，苔白腻，脉濡滑。原方继续服用15天，日1剂，水煎服。

三诊：眩晕、头重昏蒙减轻，时有刺痛，胸闷恶心，胃纳尚可，多寐，二便调，舌淡紫稍暗，苔白腻，脉濡滑。

处方：陈　皮15g　党　参15g　白　术15g　茯　苓10g
石菖蒲10g　川　芎10g　当　归10g　赤　芍10g
麦　冬10g　生　地10g　天　麻10g　香　附10g
桔　梗10g　炙甘草10g

按语：四诊合参，该患年过七旬，脏腑功能减退，水液运化失调，停滞于内，聚湿生痰，痰浊阻滞气机，气滞则血瘀，痰浊瘀血上犯清窍，发为眩晕。遵李东垣内伤从脾胃论治的学术思想，针对痰瘀内结的病机，治以化痰祛瘀之法，杨积武教授常用半夏白术天麻汤合桃红四物汤治疗。半夏、陈皮、党参、白术、茯苓、薏苡仁益气健脾、燥湿化痰；川芎、当归、赤芍、桃仁、红花活血通络；天麻、石菖蒲息风定眩、醒神益智；香附行气解郁；桔梗开宣肺气、载药上行；炙甘草调和诸药。

（四）调理心脾法治疗眩晕（原发性高血压）

张某，女，44岁。

主诉：头晕反复发作近1年。

现病史：患者近1年头晕视物昏花，无天旋地转，无恶心呕吐，头脑昏沉，伴头痛，枕部麻木，记忆力下降，乏力，神疲，纳呆，便溏，面色少华。舌淡胖，边有齿痕，苔薄白，脉细缓。

中医诊断：眩晕（脾虚湿盛）。

治法：健脾祛湿。

处方：泽　泻20g　　白　术15g　　陈　皮15g　　茯　苓15g
半　夏15g　　天　麻15g　　钩　藤15g　　黄　芪30g
太子参20g　　阿　胶15g　　当　归15g

二诊：服药后头晕、头痛症状消失，乏力症状明显缓解，继服上方。15剂水煎服。

三诊：服药后病情缓解，劳累后稍有头脑不适，疲乏无力，舌淡，苔薄白，脉沉细，继服上方。15剂水煎服。

按语：内有痰湿，上扰清窍，即有头脑昏沉之症状；脾气不足，脾失健运，生化乏源，肢体失养，则见乏力、神疲；脾主运化，胃主受纳腐熟，脾胃气虚，受纳、腐熟、运化功能减弱，故见纳呆；脾虚水湿不运，流注肠中则大便溏；气血不荣，则症见面色少华。因此方用黄芪大补肺脾元气，以资气血生化之源；当归甘辛而温，养血和营。二药相伍，一气一血，一阴一阳，使阳生阴长，气旺血生。白术、茯苓、太子参、甘草合用为四君子汤，乃补气之基础方。又加阿胶，补血又活血，推动气血运行，改善脾气虚导致的血行乏力。

（五）滋水涵木法治疗眩晕（原发性高血压）

张某，女，65岁。

主诉：头晕、头痛反复发作20余年，加重伴有口眼㖞斜7天。

现病史：患者20年前无明显诱因出现眩晕、头痛，被某医院诊断为原发性高血压，服硝苯地平等降压药治疗，病情有所缓解。但每因劳累、生气后血压升高。近1周来因不适应本地气候，症状加重，头晕、头痛，右侧面肿，口角向左侧㖞斜，为求诊治来我院就诊。否认吸烟、饮酒史。表情淡漠，少气懒言，面色少华。现症见：头晕，头痛，眼眵多，口眼㖞斜，口角向左㖞斜，口渴，腰酸，纳可，大便日 1 行。舌淡红，苔白腻，脉沉。

查：血压 160/90mmHg，心电图：轻度 ST-T 改变，血常规：正常，尿常规：正常，心肌酶谱：正常，肌钙蛋白：正常，胸片：正常，头 CT：腔隙性脑梗死。

中医诊断：眩晕（肝肾阴虚、肝阳上亢）。

治法：滋水涵木，平肝息风。

处方：生石决明 15g　珍珠母 30g　丹　参 15g　白蒺藜 15g
决明子 15g　桑寄生 30g　女贞子 12g　赤　芍 12g
白　芍 12g　怀牛膝 12g　黄　芩 9g　山　栀 9g
生石膏 30g　钩　藤 15g　全　蝎 6g　地　龙 12g
丹　皮 9g　泽　泻 12g

二诊：患者服药后面肿消退，时有头晕，纳可，大便日 3 行，稀溏，无脓血黏液，微恶心，舌质干，苔薄白，脉弦。患者脾胃功能亦差，故在服用平肝、清肝、活血之品后出现大便稀溏，治疗须健脾除湿，顾护后天之本。脾胃功能健全，气血生化充足，肝肾之亏虚易于恢复。

处方：桑　叶 15g　菊　花 12g　钩　藤 15g　黄　芩 10g
天花粉 12g　石决明 15g　益母草 15g　泽　泻 12g
泽　兰 12g　桑寄生 30g　茯　苓 10g　丹　参 15g
竹　茹 12g　生麦芽 15g　神　曲 12g　川牛膝 20g

三诊：头痛减轻，偶有头晕，口角㖞斜减轻，眠差，纳可，大便日 1 行，成形，舌淡，苔薄，脉弦。肝肾阴虚，水不涵木，虚阳上亢，虚风内动，服平肝息风、潜阳之品有良效。现“缓则治其本”，重在滋补肝肾之阴，以固本为治疗大法。

处方：女贞子 12g　沙苑子 12g　桑椹子 15g　赤　芍 12g
白　芍 12g　黄　芩 10g　地　龙 12g　怀牛膝 15g
山　栀 10g　丹　皮 10g　桑寄生 30g　杜　仲 12g
丹　参 15g　珍珠母 30g　生石决明 30g　泽　泻 12g
柴　胡 10g　钩　藤 15g

后电话随访，患者口眼㖞斜症状逐渐好转，肢体活动自如，无其他明显不适感，日常活动正常。

按语：此患者肝肾阴虚、肝阳上亢、阳亢化风、风阳上扰清空，故头晕。风阳夹痰、阻塞脉络，故见口眼㖞斜。治疗先选天麻钩藤饮滋补肝肾、平肝潜阳、息风通络。方中生石决明、珍珠母、钩藤、决明子平肝潜阳；怀牛膝、桑寄生、女贞子、白芍养肝肾之阴；丹参活血化瘀；全蝎、地龙搜风剔络；白蒺藜祛散邪风、清利头目；黄芩、山栀、丹皮、赤芍、石膏清泻肝胆相火；泽泻使邪有出路，引相火从小便而出。二、三诊重在培补肝肾、健脾益胃，体现“缓则治其本”“滋水涵木”的中医治疗方法。

第五节 心 悸

杨积武教授认为心悸不仅是心之疾病，而应从整体出发，分析五脏之间的生克乘侮关系，从而采用多脏同治之法。关于心悸的诊治，单从心脏本身着眼是不够的，由于其与肺、肝、脾、肾诸脏关系密切，故从五脏论治可获良效，提出了“五脏皆令人悸，非独心也”的学术思想。

一、学术思想

（一）从心论治

心悸的病因病机为心之气血阴阳失去平衡，导致心气、心阳不足，心脉鼓动乏力，运行失调，而致心悸；或因心阴、心血不足，无以营养心脏，心神失养而悸动不已。杨积武教授根据多年的临床经验认为主要有两型：①心气阴两虚型，症见心悸、心烦、胸闷、气短，舌红，脉细数或细促，可见于病毒性心肌炎及冠心病等患者。治以益气养阴，养阴以滋心液，益气以助心脉运行。以党参、麦冬、五味子养阴；丹参清心凉血；降香、郁金行气活血散瘀；瓜蒌、薤白通阳散结，豁痰下气，以防患于未然。②心气血两虚型，常伴见面色不华、乏力、少寐，舌淡嫩，脉结代。治以益气养血，益心气、养心血、振心阳、复血脉，用复脉汤化裁。重用炙甘草、生地、党参益心气养心液；干姜易生姜，以增通阳之力，又防阿胶、生地之滋腻；酸枣仁易麻仁，养心安神定悸。再加丹参、降香以养血活血等。

（二）心肺同病

杨积武教授认为肺与心的病理关系主要表现为肺卫功能失调，邪毒袭肺侵心，或肺失宣降，外邪扰心阻脉所致。若温热、疫毒犯肺，心肺因血脉而相通，肺之温热、疫毒可乘入心，即现心悸、胸闷、胸痛、气急诸症，正所谓“温邪上受，首先犯肺，逆传心包”；肺朝百脉，为相傅之官，与心相通，辅心行血，若因邪气犯肺，肺失通调，水饮痰湿内生，凌心犯肺；或心病日久，气（阳）阴不足，瘀浊血结水停心脉，血脉鼓动无力，令肺失肃降，均可见心悸不宁、胸闷气喘之心肺同病证。杨积武教授认为从肺论治心肺同病临床主要分为两型：①邪毒犯心型，该型初起多现发热、头痛、咳嗽、咽部肿痛之证候，多见于病毒性心肌炎急性期或各期兼夹外感咳嗽者，杨积武教授针对其病因病机常用清金解毒法。此类患者心悸常因咳嗽或咽痛发作而加重，所以清金解毒乃当务之急。若单纯见心治心，肺热不清，热毒不除，心君难得安宁，故常以板蓝根、金银花、射干、玄参等清热解毒利咽。②痰饮阻滞、瘀血阻脉型，多见于风心病、肺心病而见心悸者。常用蠲饮化瘀法，拟木防己汤加大半夏汤化裁，以木防己、桂枝辛开苦降，行水饮而散结气；石膏辛寒，清郁热而降饮邪；生黄芪配党参甘补心气，助运化以利瘀水消散；丹参、降香宽胸活血以通心脉；瓜蒌、薤白通阳散结；半夏温而化饮。该方对风心病肺瘀血所致心悸、胸闷、气急、咳喘，效果显著。

（三）心脾同病

脾胃作为后天之本，气血生化之源，其功能的失调可对气血运行造成直接影响。脾胃损伤，一方面使气血津液生化乏源，中气衰弱则心气亦因之不足，心气不足则无力推动血运，致脉道迟滞不畅。气虚日久，可致心阳虚弱，阳虚则寒邪易乘。津血不足则不能上奉心脉，使心血虚少，久则脉络瘀阻。另一方面，脾主运化，脾胃损伤则运化迟滞，因蕴生湿，湿浊弥漫，上蒙胸阳致胸阳不展，心悸胸闷、气短乃作，湿浊凝聚为痰，痰浊上犯，阻滞胸阳，闭涩心脉则心悸胸痹疼痛乃生。临床主要为心脾两虚型，多伴神疲乏力、眩晕健忘、面色无华、纳少腹胀、大便溏薄等。治当补血养心，益气安神，予归脾汤化裁，以当归、龙眼肉补养心血；黄芪、人参、白术、炙甘草益气以生血；茯神、远志、酸枣仁宁心安神；木香行气，使补而不滞。脾虚日久生痰，痰浊阻滞，可伴见食少腹胀、恶心呕吐等症，加以半夏、陈皮、胆南星、枳实理气化痰；茯苓健脾祛痰、安神；远志、酸枣仁宁心安神。纳呆腹胀者，加党参、白术、谷芽、麦芽、鸡内金等。

（四）心肝同病

肝为心母，性喜疏达条畅。木郁不伸，郁久化热，耗伤阴津，心阴被夺而起病变；肝阳上亢，气火上逆，心君被扰而见心悸；肝郁日久，郁热上攻于心，可见心悸怔忡，胸闷气短等症。杨积武教授将此主要分为三型：①肝阳上亢型，多伴心烦易怒、头晕头涨，舌红苔黄，脉弦滑等症，治当平肝降逆，药用石决明、珍珠母重镇平肝定悸；菊花、钩藤清热平肝；黄芩、夏枯草清肝降气；牛膝、茺蔚子引血下行平逆；以桑寄生养肾以制肝阳；丹参、降香清心凉血，除烦定悸；以川芎疏肝气、升清阳，以遂肝条达之性，以防肝气愈郁愈逆，气火攻冲所致心悸。②肝郁气滞型，木郁不伸，克制中土，多伴见心悸失眠、纳差、胸闷、善叹息等症，治拟柴胡疏肝散化裁。疏肝解郁，斡旋气机，通达阴阳，平律定志。若肝郁气滞致肝胆失疏可伴见胸胁胀闷、少寐、口苦、便干，舌苔淡白，脉细或结代。多见于胆心综合征所致心悸。治当利胆舒心，常用金钱草、焦山栀、茵陈、郁金、枳壳、制大黄清热利胆，理气通腑以制木亢逆；丹参、降香、赤芍活血化瘀；瓜蒌、薤白宽胸舒痹；党参、黄芪、麦冬、五味子补心气养心液等。若肝郁气滞生痰化火，常伴心烦不寐，苔黄腻，脉滑数等，可见于冠心病伴血脂异常者，亦见于甲状腺功能亢进者。治当清火豁痰，常以黄连温胆汤化裁，取黄连清心火；枳实、陈皮下气消痰；胆南星、竹茹清热化瘀；山栀清心除烦，以增平悸之力；丹参、降香凉心活血定悸。③心胆气虚型，常伴见善惊易恐、坐卧不安、恶闻声响、少寐多梦。治当镇惊定志，养心安神，予安神定志丸化裁，方中龙骨、磁石镇惊安神；茯神、石菖蒲、远志安神定惊；人参益气养阴。

（五）心肾同病

肾为阴阳之根，为先天之本，肾阳对人体各组织器官起推动和温煦作用，而心首当其冲，只有肾精充盈，阴平阳秘，心得肾阳温煦、激发、推动，才能心气充沛，血脉鼓动有力，脉的正常运行也“资始于肾”。心阳根于肾阳，肾阳不足则心阳甚微，不能温运血脉，则脉象迟缓，水气内停，心脉痹阻而致心悸；心火亢盛，不能下交于肾，心肾不交，心神被扰而致心悸。杨积武教授针对其病因病机认为心肾同病主要分为两型：①心肾阳虚型，常伴全身浮肿、尿少、畏寒肢冷、唇舌青紫，脉细或结代，心悸气急严重时夜不能平卧，卧则气逆，可见于充血性心力衰竭。治以温阳利水，以强心宁合剂方化裁。取附子回阳补命门之火，益五脏之阳；干姜易生姜，温通心阳，助附子回阳救逆；生黄芪、白术、茯苓益气健脾行水，与防己相伍增强补气利水之功；芍药滋阴液以防辛热，渗利伤阳。②心肾不交型，心为君主之官，肾为藏水之脏。火性炎上，水体润下；水欲上升，火欲下降。水火不济，心肾不交，是以心烦意乱，不知所从。临床上可见心悸、心烦，失眠，五心烦热，腰膝酸软，舌红绛，脉细数等症。可见于冠心病、心肌炎等引起的快速型心律失常或心血管神经症。治以交通心肾法，以龟地百合龙牡汤化裁，药用龟板、生地入肾滋阴以降心火；百合入心安神定悸；龙骨、牡蛎镇惊潜降，安神定悸；夜交藤、酸枣仁等养心安神。

二、验案精选

（一）医案一

王某，男，47岁。

主诉：心悸、乏力1年，加重10天。

现病史：患者1年前因惊吓出现心悸、胸闷，伴乏力，睡眠差，善惊易醒，近10天无明显诱因上症加重，遂来诊。现症见：心悸、气短、乏力，精神差、饮食睡眠不佳，舌质淡胖，苔白，脉细弱。

心电图：窦性心动过速，偶发室性期前收缩。超声心动图：正常。

中医诊断：心悸（心胆气虚）。

治法：安神定志。

处方：党　参15g　茯　苓15g　茯　神15g　远　志20g
石菖蒲20g　龙　骨20g　琥　珀10g　炒酸枣仁20g
炙甘草20g　薤　白12g　制半夏10g

病人服药7剂后心悸、胸闷消失，睡眠转佳，复查心电图：窦性心律，心率78次/min。

按语：方中远志可安神益智、祛痰、消肿；党参可补气养血；石菖蒲可化湿开胃、开窍豁痰、醒神益智；龙骨可镇惊安神、清热除烦；茯苓可渗湿利水、健脾和胃、宁心安神；琥珀可清心镇惊安神。诸药合用，可镇惊安神、清心养血。

（二）医案二

张某，女，28岁。

主诉：产后阵发性心悸8个月，加重2天。

现病史：患者8个月前产后常觉心神不安，易惊恐，夜间尤为明显，近2天劳累后加重，面色苍白，唇甲淡白无华，脉弦缓，舌苔白腻。

查：心率52次/min，心电图：窦性心动过缓，肢导低电压，Ⅱ、Ⅲ、aVF导联 ST 段轻度压低。24 小时动态心电图：24 小时总心率 75 202 次，室性期前收缩 1 253 次，V5 导联 ST 段轻度压低。

中医诊断：心悸（肝血不足，心神失养）。

治法：养阴柔肝，补血安神。

组方：一贯煎化裁。

治疗 15 天后患者自觉症状缓解，复查心电图：正常心电图，24 小时动态心电图：24 小时总心率 79 889 次，室性期前收缩 23 次，ST 段未见明显压低。

（三）医案三

郁某，女，65 岁。

主诉：心悸、胸闷 1 年，加重 3 天。

现病史：患者 1 年前自觉心悸、胸闷，3 天前因劳累后加重，气短，喜叹息。

查：心率 60 次 /min，心律不齐，每分钟可闻及期前收缩 5～6 次，听诊无杂音。舌淡嫩少苔，边有齿痕，脉弦细弱。24 小时动态心电图：室性期前收缩 4 126 次。

中医诊断：心悸（心气亏虚，阴血不足）。

治法：益气滋阴、补血安神。

处方：炙甘草 15g　生　地 30g　炙桂枝 10g　党　参 10g
麦　冬 30g　山　药 10g　麻　仁 20g　熟　地 30g
葛　根 20g　生薏苡仁 20g　山萸肉 15g　生龙牡（先煎）各 10g
生　姜 3 片　大　枣 5 枚　阿　胶（烊化）10g

上方服用 7 剂后心慌较前好转，仍时觉心悸，舌淡苔薄，边有齿痕，脉细弱。上方炙甘草加至 20g，另加炙黄精 15g、知母 10g，又服 14 剂后患者自觉心悸较前明显好转，偶感心慌，心率 60 次 /min，未闻及期前收缩，舌淡苔薄，脉细。上方又服 7 剂以巩固疗效，复查 24 小时动态心电图：室性期前收缩 385 次。随访 3 个月未见复发。

按语：本案以益气滋阴、补血安神为主要治疗原则，炙甘草汤化裁，再加葛根升举脾胃之阳气；薏苡仁、山萸肉补脾益肾；龙骨、牡蛎安神定悸。

（四）医案四

柯某，男，42 岁。

主诉：心悸不适反复发作 7 天。

现病史：患者7天前开始自觉活动后心悸、胸闷、头昏，乏力。

查：血压90/60mmHg，心率90次/min，心律齐，未闻及病理性杂音。舌淡，苔薄白，边有齿痕，脉细弱。

心电图：阵发性房性心动过速；心脏彩超：左房扩大。

中医诊断：心悸（心气亏虚，阴血不足）。

治法：补益心气，滋阴养血。

处方：炙甘草15g　党　参15g　桂　枝6g　麦　冬20g
生　地20g　黄　精15g　麻　仁20g　煅龙牡（先煎）各15g
丹　参20g　阿胶（烊化）10g　生　姜3片
大　枣5枚

二诊：服上方14剂，心慌不适等症状较前明显好转，舌淡嫩苔薄，边有齿痕，脉细。上方加熟地20g、山萸肉15g。

三诊：继服3个月后自觉心慌症状明显好转，复查心电图：窦性心律，心率76次/min，心脏彩超：正常。

（五）医案五

宋某，女性，34岁。

主诉：心悸反复发作4年，加重10天。

现病史：患者自诉4年前体检时心电图示：频发室性期前收缩，平素时有心悸，外院诊断为心律失常（频发室性期前收缩）。西医常规治疗后症状改善不明显。近10天心悸时有发作故至本院就诊。现症见：心悸怔忡，活动后尤甚，头晕、耳鸣，夜寐差，口干苦，纳尚可，二便调，舌质红绛，苔少，脉细数。

中医诊断：心悸（肾水亏虚，心火上扰）。

治法：滋肾育阴，安神定悸。

处方：何首乌15g　麦　冬15g　丹　参15g　女贞子15g
五味子5g　赤　芍10g　旱莲草15g　桑椹子15g
黄　芪15g　麻　仁15g　龙　骨30g　牡　蛎30g
磁　石30g　玄　参15g　黄　连5g　酸枣仁15g

二诊：14剂后，自诉服药后心悸症状稍减轻，夜寐改善，仍口干苦，耳鸣症状改善不明显，舌脉同前。上方加珍珠母30g、山茱萸15g、怀牛膝15g。

三诊：1 个月后，自诉心悸、头晕、耳鸣、口干苦等症状消失，舌淡红，苔白，脉和缓。心电图：窦性心律，正常心电图。

（六）医案六

李某，女性，53 岁。

主诉：心悸 2 年，加重 1 月余。

现病史：2 年前因劳累过度出现心悸伴头晕、无力，曾在本院确诊为冠心病，心律失常。间断静脉滴注参麦注射液、丹参注射液，口服心宝丸、肾气丸，病情时有反复。近 1 月余上症加重并出现失眠、心烦、肢凉、腰膝酸软，面色㿠白，舌淡，苔薄白，脉沉迟。

心电图：ST-T 改变，偶发室性期前收缩。

中医诊断：心悸（心阳不振）。

治法：益气温阳，宁心定悸。

处方：黄　芪 30g　　桂　枝 10g　　党　参 20g　　炙甘草 15g
丹　参 20g　　五味子 10g　　麦　冬 10g　　郁　金 10g
酸枣仁 15g　　茯　苓 30g　　牡丹皮 5g

二诊：膝冷腰酸好转，面色转华，加附子 10g。

三诊：心电图无心肌缺血及期前收缩表现。炙甘草加量至 20g，加生姜 10g。

随访工作生活如常，并出外旅游。

（七）医案七

郁某，男，33 岁。

主诉：心悸腿软 1 周，伴有膝酸乏力。

现病史：患者近 1 周出现心悸腿软，伴有膝酸乏力，形体消瘦，口淡无味，胃纳欠佳，大便艰涩不畅，夜寐梦扰。舌质淡红、苔微腻，脉弦。

既往史：病毒性心肌炎。

中医诊断：心悸（心血瘀滞，心神不宁）。

治法：养血活血，宁心安神。

处方：炙甘草 15g　　生　地 15g　　熟　地 15g　　桂　枝 15g
党　参 20g　　丹　参 20g　　珍珠母 30g　　麻　仁 30g
麦　冬 15g　　大红枣 10 枚

二诊：14 剂后患者心悸较前好转，但仍觉腰腿无力，胸闷欠畅，大便日行

1～2 次，不实，苔白腻，脉弦涩，故去麻仁，加降香 15g，以行气宽胸、活血止痛；改珍珠母为煅龙骨、煅牡蛎，以加强镇惊安神的效果；炙甘草用量增至 20g，桂枝增至 20g。

三诊：经上方加减调治 2 个月，患者自觉心悸胸闷明显好转。

（八）医案八

姚某，女，42 岁。

主诉：心悸胸闷反复发作 1 年。

现病史：患者 1 年前因心悸、胸闷而入住某医院，诊断为病毒性心肌炎。24 小时动态心电图：房性期前收缩 388 次，室性期前收缩 2 074 次。服用普罗帕酮等药 3 个月后好转，期前收缩消失，但上症反复发作来诊。现症见：心悸胸闷，神疲乏力，夜眠欠安，胃纳欠佳，口淡黏腻，面色稍苍白，舌红苔黄腻，脉滑。

既往史：慢性胃炎。

心电图：T 波改变。

中医诊断：心悸（心脉不畅，湿滞中焦）。

治法：化瘀理气通脉，兼化湿和中。

处方：丹　参 20g　桂　枝 20g　炙甘草 20g　党　参 20g
砂　仁 5g　川　连 10g　干地黄 30g　牡　蛎 30g
磁　石 30g　焦山楂 15g　焦神曲 15g　广郁金 15g

二诊：用药后胸闷、心悸好转，纳可，但夜眠欠安，大便干，舌红、苔黄腻，脉细弦。治以丹参饮合炙甘草汤加减。

处方：丹　参 20g　党　参 20g　阿　胶 10g　生　姜 3g
川　连 10g　砂　仁 5g　桂　枝 20g　炙甘草 20g
生　地 30g　麦　冬 15g　火麻仁 15g　大　枣 5 枚

三诊：患者自觉神疲乏力，失眠，大便日行 2 次，舌质暗红，苔白腻，脉弦。方用归脾汤加味。

处方：党　参 20g　炒白术 15g　当　归 15g　黄　芪 30g
酸枣仁 15g　茵　陈 15g　甘　草 15g　远　志 10g
茯　神 10g　制半夏 10g　木　香 10g　龙眼肉 10g
龙胆草 10g　大　枣 5 枚　生　姜 3g

四诊：患者近觉胃脘作胀，肝区隐痛，嗳气频作，矢气多，胃纳欠佳，夜眠好转，舌淡，苔薄腻，脉弦。证属肝胃失和、湿浊内生。治宜和调肝胃、化湿和中。

处方：高良姜15g　制半夏10g　制香附15g　海螵蛸15g
　　　党　参20g　延胡索10g　生甘草10g　牡　蛎25g
　　　川　连10g

14剂后，诸症好转。

按语：杨积武教授治疗心律失常采用不同的方法，其中要方为丹参饮及炙甘草汤，其中对炙甘草汤尤为心仪，且多有心得。杨积武教授认为此方阴阳兼顾，气血并治，补中寓通，疗效确切。杨积武教授用炙甘草汤常全方悉备，只在剂量上根据病情而有所加减进退，如心阳虚甚者，桂枝重用；心阴虚甚者，生地重用。此外，常加用丹参、黄连两味。《妇人明理论》云："一味丹参，功同四物。"丹参补血活血和血兼备；黄连入心胃二经，能清心火，制心阳之浮动，现代研究证明其有抗心律失常之功；心率快者可加苦参，《备急千金要方》载其可治心悸，药理研究表明，苦参有减慢心率及抗心律失常的作用。

（九）医案九

孙某，女，37岁。

主诉：心悸时作1年余，加重半月。

现病史：患者平素易感冒，近1年余来心悸时作，时轻时重，外院检查后诊断为心肌炎后遗症。近半月上症加重来诊。现症见：心悸，神疲乏力，胸闷气短，夜寐欠安，头晕耳鸣，四肢稍冷，大小便正常。舌淡苔薄白，脉细结。

谷丙转氨酶：13U/L，血清肌酸激酶同工酶（CK-MB）：26U/L，心电图：室性期前收缩。

中医诊断：心悸（气血阴阳亏虚）。

治法：补心气、养心阴、益心阳。

处方：炙甘草20g　党　参20g　桂　枝15g　当　归15g
　　　延胡索15g　麦　冬15g　茯　苓10g　川　连10g
　　　煅磁石30g　生牡蛎30g　黄　芪30g

二诊：患者仍觉心悸，期前收缩0～1次/d，伴神疲乏力，精神倦怠，月经前期，乳房作胀，少腹胀痛，嗳气频作，纳可寐安，心率84次/min，心音有力。

舌淡边有齿痕，脉细弦。治以炙甘草汤化裁。

处方：炙甘草 20g　党　参 20g　桂　枝 20g　地　黄 30g
火麻仁 15g　麦　冬 15g　川　连 10g　阿　胶 10g
丹　参 20g　砂　仁 5g　生　姜 5g　延胡索 10g
大　枣 5 枚

三诊：患者心悸未作，但觉胃脘不舒，嗳气则舒，有胃病史，苔薄，脉细。查体：心率 78 次 /min，无期前收缩。治宜和胃理气、辛开苦降。

处方：高良姜 15g　制香附 15g　川　连 15g　制半夏 10g
龙　骨 30g　牡　蛎 30g　党　参 20g　甘　草 10g
干　姜 10g　延胡索 15g　茯　苓 15g　厚　朴 10g
佛　手 5g

按语：本例患者患心悸年余，经杨积武教授用仲景炙甘草汤加减收到较好疗效。此方阴阳、气血并调，杨积武教授常用本方治疗心悸等，常获桴鼓之效。本例患者后又出现胃气上逆、升降失调等症状，杨积武教授随证遂拟辛开苦降之法，收效甚佳。

（十）医案十

马某，女，39 岁。

主诉：心悸胸闷反复发作 20 余年，加重 1 周。

现病史：患者有病毒性心肌炎病史 20 余年，心悸胸闷时作，未经系统治疗。近 1 周因琐事缠身致情绪不佳，自觉心悸胸闷症状加重，伴咽痛，纳谷不馨，夜寐欠佳，多梦，大便不畅，舌质淡红，苔薄白，脉濡。

中医诊断：心悸（心脾不和）。

治法：健脾消食，安神定悸。

处方：生甘草 15g　炙甘草 15g　茯　苓 15g　茯　神 15g
丹　参 20g　黄　芩 20g　生山楂 10g　厚　朴 10g
焦神曲 10g　苏　梗 15g　麦　冬 15g　红　花 10g
黄　连 5g　珍珠母 30g　煅牡蛎 30g　龙　骨 20g

二诊：服上药后，咽痛已愈，胃纳转佳，大便通畅，唯心悸偶作，夜寐仍梦多，舌脉同前。上方生山楂改焦山楂 15g，加砂仁 5g。

三诊：服上药 14 剂后，心悸胸闷症状消失，饮食、二便正常，自觉精神较佳，遂自行停药。近日又觉心悸，夜眠不佳，入冬以来时患感冒，月经提前2～3天。舌淡苔薄腻，脉濡软。仍遵上法调治。

处方：党　参15g　酸枣仁15g　丹　参15g　桂　枝15g
防　风15g　茯　神15g　夜交藤15g　生龙骨30g
生牡蛎30g　石　斛10g

（十一）医案十一

高某，男，74岁。

主诉：心悸反复发作2年，加重伴乏力、胸闷2天。

现病史：患者既往有冠心病、心律失常、室性期前收缩病史2年，近2日期前收缩频繁，心悸，气短，胸闷，精神不佳，似睡非睡，有恐惧感，自服心宝丸、速效救心丸等无效，舌胖嫩，苔薄白，脉微细结代。

心电图：频发室性期前收缩，ST-T改变。

中医诊断：心悸（心气不足，胸阳不振）。

治法：益气活血通脉。

处方：参麦注射液、血栓通注射液静脉点滴。

二诊：经治疗后，心悸、乏力等症状有所缓解，但次日复感胸闷气短，明显乏力，心率40～50次/min，脉沉细。

中医诊断：少阴证（心肾阳虚）。

治法：温阳散寒，益气生脉。

处方：生麻黄15g　细　辛5g　麦　冬30g　制附子15g（先煎）
黄　芪30g　党　参30g　五味子10g　枳　壳10g

三诊：服上方3剂，精神好转，脉搏较前有力，心率70次/min，无口唇麻木、汗出等不良反应，舌淡，苔薄白。根据患者平素纳呆、乏力、舌淡、大便偏稀等脾气虚弱的特点，加用健脾和胃之剂以固后天。方用香砂六君子汤加减。

处方：党　参30g　白　术15g　茯　苓20g　甘　草10g
香　附15g　砂　仁10g　鸡内金15g　焦山楂15g
焦麦芽15g　焦神曲15g　枳　实10g　黄　连5g
紫苏叶15g　藿　香10g　佩　兰10g　清半夏10g
陈　皮10g　柴　胡10g　生　姜5g

按语：该患者年龄较大，心病既久，此次发病主要表现为精神状态不佳，神志恍惚，呈似睡非睡之状，自认为病情重笃难愈，悲观、恐惧。入院时仅用益气生脉之参麦注射液等，虽有疗效，但由于病重药轻，病情未能控制，故于次日病情复发。《伤寒论》第281条云：“少阴之为病，脉微细，但欲寐也。”《素问•生气通天论》云：“阳气者，精则养神。”即指此意。在治疗上，辨病与辨证相结合，用麻黄附子细辛汤、生脉散加减，温通心肾，益气生脉。此例重用生麻黄15g、制附子15g、细辛5g，由于煎煮时间均在50分钟以上，服用后未见不良反应。

三、用药配伍

杨积武教授诊治心悸常用药对如下：

1. 人参、附子 人参甘平，以补气强心为主；附子辛热，以助阳强心为要。二药合用，相互促进，温阳益气，强心救逆的力量增强。治疗元气大亏，阳气暴脱，心脏衰弱，脉微欲绝者。人参用量6～10g（党参代之亦可），附子用量6～10g。

2. 茯神、麦冬 茯神入心经以导痰湿而开心益智，安魂定魄，宁心安神；麦冬甘寒养阴，苦寒清热，生津益胃，润肺清心除烦。二药伍用，治疗心阴不足，心失所养，阴不敛阳，心阳外越者。

3. 酸枣仁、柏子仁 酸枣仁养心阴、益肝血，清肝胆虚热而宁心安神；柏子仁养心气、润肾燥，安魂定魄而益智宁神。二药合用，主治血虚心失所养，心阳外越所致心悸、怔忡、失眠等症。

4. 茯苓、茯神 二药伍用治水火不济而致心悸、少气等症。

5. 远志、石菖蒲 远志通于肾交于心，行散宁心，散瘀化痰；石菖蒲开窍启闭宁神。二药参和，益肾健脑聪智，开窍启闭宁神之力增强，主治心悸不安、头昏不清、失眠、健忘等症。

6. 肉桂、黄连 肉桂温热，擅长和心血、补命火；黄连苦寒，善于清心热、泻心火。二药寒热并用，相辅相成，可治心肾不交之心悸、怔忡、失眠等症。

7. 丹参、三七 二药组合，专为治疗瘀血阻络之心悸而设。前者活血，通心包络亦可补心，生血去瘀；后者则散瘀定痛强心。瘀血较轻者，重用丹参，少佐三七；反之，病程日久者，则主取三七，佐以丹参。故临床之际，应灵活应用。

第六节 心血管神经症

心血管神经症是以心血管疾病的有关症状为主要表现的临床综合征，属于功能性神经症的一种类型。大多发生在中青年，20～50岁较多见，女性多于男性，尤多见于更年期妇女，临床上无器质性心脏病的证据，预后良好，但长期症状严重的患者可明显影响正常生活和工作。病因尚不明确，可能与神经类型、环境因素和性格有关。患者神经类型常为抑郁、焦虑、忧愁型。当精神上受到外界环境刺激，或工作紧张、压力较大，难以适应时可能导致发病。部分患者缺乏对心脏病的认识，对疑似症状产生过度忧虑而诱发本症。器质性心脏病患者也可以同时有心血管神经症。主诉症状较多，而且多变，一般都是主观感觉，缺乏客观证据，症状之间缺乏内在联系。可表现为心悸，呼吸困难，心前区痛，多汗，手足发冷，双手震颤，尿频，大便次数增多或便秘，失眠，多梦，焦虑，急躁易怒，心烦，食欲不振，头晕，耳鸣等。根据其症状表现，属于中医学“心悸”“胸痹”“郁证”等范畴。目前西医主要采取心理治疗、药物治疗，药物治疗包括镇静剂、β受体拮抗剂及维生素类等，远期效果并不理想，还容易引起一些副作用，而心理疗法和中医中药治疗取得了较大进展。

一、临床诊断

首先必须排除冠心病、心肌炎等器质性心脏病，以及慢性感染、药物影响等。症状多种多样，可有心悸、心前区钝痛，疼痛部位多局限于心尖部附近，持续时间不定，疼痛常于劳累后休息时出现，非劳累后立即发生，常伴胸闷、气短、喜做叹息样呼吸，此外，有头昏、失眠、多汗、易疲乏等一般神经症的症状。缺乏客观体征及实验室的阳性结果，患者血压常随情绪波动而轻微升高，心尖搏动较强而有力，心率稍快，熟睡时脉象正常，偶有期前收缩，心电图常有窦性心动过速，部分患者有非特异性S-T段、T波改变。

二、病因病机

杨积武教授认为心血管神经症的原因往往与不良的环境和躯体因素有

关。由于内外因素的影响，使调节、支配心血管系统的自主神经正常活动受到了干扰，心脏也就出现了一时性的功能紊乱。疑病心理也是发生心血管神经症的原因，患者常常对一时性的心前区不适疑虑重重，并对此长期放心不下，担心患了某种“心脏病”，在这种情况下，如果加上旁人不恰当的解释，更会促使患者产生焦虑、紧张的心情，从而增加了患者的心理负担，对心脏的关心更为强烈。

杨积武教授认为其发病由内伤七情、五志过极所致。心血管神经症的病位在心，“心藏神”“心主血脉”。病多由平素心虚胆怯，情志不畅，暴惊暴恐，损伤心气，扰乱心神，或因心脾气虚不能养心，或因肾阴不足，心火内动，或因心阳不振，心气虚弱而致病。肝在五行属木，喜条达而恶抑郁，主疏泄，调畅情志，为气机升降之枢纽，故情志内伤首先伤肝，肝失疏泄，肝木不得条达，少阳胆气抑遏不伸，气机郁滞不畅，则见精神不振、胸闷、善太息、胁痛等症，根据五行相因、母病及子之理，肝气郁滞传于心则发为惊悸、怔忡、胸闷、心痛等症。若木郁土壅，心失所养致心脾两虚，则见心悸胆怯、少寐健忘、面色不华、胃脘痞满、食欲不振等症；肺气郁结则见精神恍惚、悲忧善哭。若气郁化火，火盛伤阴，阴血暗耗，久病及肾，则见心悸少寐、心烦易怒、男子遗精、女子月事不调。故杨积武教授认为心血管神经症虽病位在心，却由肝气郁结而始，渐及心肺脾气机不畅，日久累及于肾，表现有心虚胆怯、心脾两虚、心肾不交等不同病症。

杨积武教授认为本病气机郁滞为本，慎辨气血虚实，强调本病早期病变在气，有气滞、气郁、郁火、痰浊之不同；日久由气及血，在血分有阴亏、血虚、血瘀之别。新病多实，久病多虚。虚有心阴亏虚、心血不足、心脾两虚、肝肾阴虚；实有气滞、气郁、郁火、痰浊、血瘀。临床上还要注意鉴别假虚真实征象。有些患者虽病已多日，出现乏力倦怠、神疲懒言等虚弱之象，但其体质素壮，且伴有咽阻、胸闷、脘胀等症状，此乃郁结未解，气机不展，必开郁行气，诸症可减。因此杨积武教授强调对本病的治疗要以开郁行气为本，注意辨别气血，详查虚实，勿犯虚虚实实之戒。

三、临证心悟

杨积武教授认为此病患者一般有典型的性格特征，如性格内向，多思多虑，胆小怕事，小心谨慎，多疑善感，钻牛角尖，有较强的暗示性和疑病倾向。由于患者常常不相信医生的诊断，而往返于许多医院，反复进行各种检查，思想负担十分沉重。首先转移患者的注意力，其次掌握语言沟通技巧，多与患者交流。再者，做好病情解释工作，同时还要培养患者乐观主义精神。

杨积武教授认为对心血管神经症应做全面检查，排除器质性心脏病，结合起病诱因、发作情况、查体及相关辅助检查方可确诊。西医学对此病多以镇静、安神类药物为主调治，但长期服用这类药物极易产生成瘾性和耐药性，且对改善症状有局限性，还会有不同程度的副作用，如影响肝肾功能，使神经功能长期处于抑制状态而影响工作及学习。中医药对本病的治疗是根据脏腑病位，气血阴阳盛衰并兼顾表里虚实，标本缓急，施以不同的治法和方药，以达到养肝宁心、清热化痰、调补阴阳气血的目的。杨积武教授根据多年临床经验认为心血管神经症应从五脏加以辨证论治，初则以实为主，久则因实致虚，虚实夹杂。具体论述如下：

（一）从心论治

本病属于中医学“惊悸”“怔忡”“不寐”等范畴。杨积武教授认为若禀赋不足，脏腑虚损；或病后失于调养；或思虑过度，伤及心脾；或触事不意，精血亏耗；或脾胃虚衰，气血生化乏源；或失血过多等均可导致气血亏虚，使心失所养而成本病。其临床上常见心悸、气短、胸闷、心痛、少寐等症，治疗以温心阳、益心气、养心神为主，可用养心汤或天王补心丹加减。基本方：黄芪 30g，当归 15g，丹参 20g，酸枣仁 10g，柏子仁 10g，麦冬 15g，生地 15g，五味子 10g，远志 10g，桔梗 10g。若有热象者可加白茅根，若心悸重者可加苦参。故本病也可因心气、心阳不足，无力运行血脉，气滞脉中，血脉闭阻，络道失和而引发。临床常见胸痛、气短、烦躁、易怒、善惊易恐、坐卧不安、少寐多梦，症状多变，时而加重，时而消失，舌质暗或有瘀点、瘀斑，脉弦细。治以疏肝解郁，化瘀通络。方剂可用逍遥散合血府逐瘀汤加减。基本方：柴胡 15g，白芍 15g，枳壳 15g，川芎 10g，当归 10g，桃仁 10g，丹参 20g，柏枣仁各 30g。若胸闷、胸胁及背部胀痛、嗳气，为肝气郁结证，加香附、佛手、苏梗等；若胸痛部位固定，频频发作，为气滞血瘀证，加乳香、没药、三棱、莪术、延胡索等；若胸部灼热、心烦易怒、心悸、口干而苦、大便干者，为肝郁化火证，加黄连、栀子、生地、蒲公英等。

（二）从肝论治

肝主疏泄，调畅气机，由于七情内伤，肝失调达，心肝之气郁滞，津液运行失常而患此病。肝脏体阴而用阳，肝郁而木不疏土，脾失健运，血化生之源不足而血虚，肝与心乃母子之脏，肝血虚，心血因其而损之，血不养心则可见心悸、气短、胸闷、善叹息、胸痛、头晕、目眩、面色无华、胃脘痞满、纳差、倦怠乏力，舌质淡，苔白，脉弦细。杨积武教授根据临床症状和病因病机在治疗上以疏肝健脾、养血安神为主，用逍遥散合归脾汤加减。具体方药：柴胡 15g，白芍 10g，枳实 10g，川芎 15g，当归 10g，丹参 20g，生黄芪 30g，党参 15g，生地 15g，熟地 15g，龙眼肉 30g，炒白术 12g，柏枣仁 30g。自汗者加煅龙骨、煅牡蛎、浮小麦；畏寒肢冷者加肉桂、附子；五心烦热阴虚明显者加生地、枸杞子等。心属火，肝属木，心肝之间为母病及子的关系，若郁怒忧思伤肝，肝失疏泄，肝气郁结，郁久化火，痰热内扰，临床上常见心烦易怒，心悸不宁，胸闷，常伴有叹息样呼吸，心中烦热，时有咽干、气短、胸痛或刺痛，口干口苦，少寐多梦，头晕目眩，耳鸣，面红，舌红苔薄黄，脉滑数。治疗以清热化痰、清心安神为主。方剂可用柴胡疏肝散合温胆汤加减，基本方：柴胡 15g，白芍 15g，枳实 10g，香附 12g，陈皮 10g，川芎 15g，竹茹 10g，半夏 10g，栀子 10g，淡豆豉 10g，当归 12g，丹参 15g，莲子心 10g，柏枣仁各 30g。可加用黄连清化痰热以宁心安神；胸痛明显者加川楝子、郁金、延胡索；胸闷明显者加青皮或越鞠丸；面红易怒者加丹皮、栀子；头涨头痛者加菊花、川芎、钩藤、桑叶、珍珠母；咽部异物感，加厚朴、生姜、苏梗；舌暗紫或有瘀点者加桃仁、红花、葛根。肝失疏泄则肝郁血滞，脉道不利，心络瘀血滞涩，痹阻不通者，症见心悸、胸骨后刺痛引及肩背，轻者时痛时止，重者刺痛不安，胸闷时欲叹息，舌质紫或有瘀斑，脉涩或结代。治疗以活血祛瘀、行气通痹为主，方用血府逐瘀汤加减。

（三）从脾论治

近几年来人们由于生活节奏加快，生活压力增大，劳神思虑过度，耗伤心血，又损脾气，可形成心脾两虚之证，临床上常见心悸、胸闷、失眠、多梦、腹胀、食少、体倦乏力、精神萎靡、面色无华，舌淡苔白，脉细等症，治以补养心脾，方用归脾汤加减。基本方：白术 15g，茯神 10g，黄芪 30g，龙眼肉 15g，酸枣仁 10g，人参 10g，木香 10g，甘草 10g，当归 10g，远志 10g，自汗者加煅龙骨、煅牡蛎、浮小麦。若木失冲和，母病及子，气郁血瘀；思则气结，脾失健运，津液不得正常输布，凝聚成痰，痰浊阻络，胸阳不展，气机不畅，心脉痹阻而致一系列心脏症状为本虚标实之证，脾虚肝郁为本，痰浊壅塞为标。临床常见面色皖白、体胖痰多、身体困倦、心悸、怔忡、心胸憋闷疼痛等症，治以益气健脾、宽胸理气祛痰，方用四君子汤合瓜蒌薤白半夏汤加减。基本方：人参10g，白术15g，茯苓15g，甘草10g，瓜蒌20g，薤白10g，半夏15g。气结较甚者，可以加枳实、桂枝、厚朴，脾虚重者可以加黄芪、肉桂等。中医认为久病、怪病多由痰作祟，而脾又为生痰之源，故本病与脾的关系也较为密切。

（四）从肺论治

心肺同居上焦，心主血而肺主气，心主一身之血，肺主一身之气，两者相互协调保证气血的正常运行，维持机体各脏腑的代谢，血液的运行必须依赖于心气的推动，亦有赖于肺气的辅助。肺主一身气机，肺朝百脉，助心行血，若肺气虚弱，行血无力或肺失宣降，肺气壅塞，则可影响心血，易致心血瘀阻，临床常见胸闷、心悸、咳喘气短、头晕神疲、自汗乏力，舌淡苔白，或唇舌淡紫，脉沉弱或结代。治疗以补益肺气、活血化瘀为主，方用保元汤加减，基本方：黄芪30g，党参15g，炙甘草10g，丹参15g，川芎10g。若汗多者可加浮小麦、龙骨、牡蛎等。

（五）从肾论治

久病劳倦，房事不节；或经血过多，失血耗液；或过服温燥劫阴之品；或思虑过度，损伤心肾之阴；或五志过极，心火亢盛，下及肾阴，致心火亢于上、肾阴亏于下，阴虚火旺，心肾不交。临床常见心悸怔忡、虚烦不宁、失眠多梦、头晕、耳鸣、精神不易集中、腰腿酸软、咽干口燥、男子遗精、女子月经紊乱，舌红少苔，脉沉弦细。本型症状繁多，痛苦异常，常见于更年期妇女。治以滋阴降火，交通心肾为主，用交泰丸合天王补心丹加减，基本方：玄参15g，北沙参15g，女贞子10g，麦冬10g，五味子15g，当归15g，生地15g，熟地15g，佛手10g，丹参20g，黄连10g，黄柏10g，白芍15g，竹茹15g，桔梗10g，肉桂10g，柏枣仁各30g。心悸甚者加磁石、龙齿；手足烦热者加鳖甲、栀子、赤芍、地骨皮；腰酸腿软者加杜仲、牛膝；肩背沉困不支者加山萸肉、黄精、枸杞子；寐差多梦者加夜交藤、合欢皮。

本病病位虽在心，但根据病症的临床表现，其发病又与其他脏腑功能失调或虚损有关，其用药原则为补不宜太热、祛痰不宜太燥、疏肝不宜太过。要切中病情，并配合心理疏导。

四、验案精选

（一）疏肝解郁治疗心血管神经症

1. 李某，女，47岁。

主诉：心前区疼痛半个月。

现病史：患者于半个月前与家人争吵后自觉心前区疼痛，持续半个月，自服丹参滴丸、硝酸异山梨酯片等药物治疗，症状未见缓解，故来我院门诊就诊，现症见：心前区疼痛，气短，心烦，易怒，善惊易恐，善叹息，得一长息为快，脘腹胀满，胁肋疼痛，坐卧不安，少寐多梦，症状多变，时作时止。口苦，小便可，大便干，舌质暗，有瘀点，苔白，脉弦细。

查：血压130/80mmHg，体温36.7℃，脉搏85次/min，血常规：正常，尿常规：正常，心电图：正常，心脏彩超：正常，生化全项检查：正常，胸片：正常，甲状腺功能：正常。

中医诊断：胸痹心痛（气滞血瘀）。

治法：疏肝解郁，化瘀通络，养血安神。

处方：柴　胡20g　白　芍15g　枳　壳15g　陈　皮15g
香　附10g　川　芎15g　当　归15g　桃　仁10g
丹　参20g　柏枣仁各15g　黄　芪15g　熟地黄15g
甘　草10g

二诊：患者心前区疼痛、气短、腹胀等症状明显好转，但时有胸部灼热、心烦易怒、口干而苦，大便干，舌质暗有瘀点，苔白，脉弦细。血压125/75mmHg，体温36.5℃，脉搏80次/min，双肺呼吸音清，心脏各瓣膜听诊区未闻及病理性杂音。于原方去熟地黄，加黄连15g，栀子10g，麻子仁10g以清心除烦。

三诊：患者心前区疼痛、气短、烦躁、易怒、少寐多梦等症状明显减轻。偶见头晕目眩，口苦咽干，舌质暗红无瘀点，苔白，脉弦细。于原方去麻子仁，加厚朴10g、竹茹10g、淡豆豉10g。

四诊：已无上述症状，可进行正常的日常工作和活动，未再服中药治疗，查血压120/70mmHg，体温36℃，脉搏82次/min。

随访：电话回访，患者一切情况良好，未再出现上述症状。

2. 王某，女，46岁。

主诉：心悸、胸闷反复发作1年。

现病史：患者1年来每逢情绪激动、劳累出现阵发性心悸，胸闷，汗出。现症见：发作性心悸、胸闷，呈走窜性，伴心烦易怒，烦热汗出，善叹息，寐差多梦，舌质红，苔薄白，脉弦。

查：血压110/70mmHg，心率66次/min，心肺听诊未见异常。心电图：窦性心律，偶发房性期前收缩。

中医诊断：心悸（肝郁血虚，心神失养）。

治法：疏肝解郁，养血健脾。

处方：丹　皮15g　栀　子15g　当　归15g　白　芍10g
柴　胡15g　香　附15g　乌　药15g　酸枣仁20g
郁　金10g　枳　壳10g　益母草15g　茯　神15g
生龙牡各15g

二诊：服上方后患者烦躁易怒及烦热汗出感减轻，仍感心慌、胸闷，寐差多梦。上方加合欢花15g、夜交藤15g、远志10g加强解郁安神之力。

三诊：患者自觉心悸、胸闷明显好转，睡眠亦明显改善。守上方再予7剂以巩固疗效。

按语：本例女性患者，抑郁日久，由气及血，致心神失养，故以逍遥散合养血安神之品而获效。兼有气郁化热之征象，加用丹皮、山栀以清泄肝火，加香附、益母草以理气开郁调经。

（二）健脾养心法治疗心血管神经症

1. 姜某，女，50岁。

主诉：心悸、胸闷2个月。

现病史：患者2个月前因情绪激动、劳累后出现阵发性心悸、胸闷、胸痛，在外院诊断为“冠心病”，先后予速效救心丸、复方丹参滴丸、硝酸异山梨酯片等，疗效不佳，病情时轻时重。为求进一步治疗来我医院门诊，现症见：阵发性心悸，胸闷、胸痛，失眠、多梦，腹胀，乏力，精神不振，面色无华，舌淡，苔白，脉细。

既往史：健康，无冠心病、高血压、糖尿病、甲亢等病史。

查：血压110/70mmHg，体温36℃，心率90次/min。心电图：Ⅱ、Ⅲ、aVF、V4～V6 T波低平。心得安试验：阳性。血常规：正常。尿常规：正常。心脏彩超：左室舒张期顺应性下降。生化全项检查：总胆固醇1.75mmol/L，余指标均正常。甲状腺功能：正常。胸片：正常。

中医诊断：心悸（心脾两虚）。

治法：补益气血，健脾养心。

处方：白　术15g　茯　神10g　黄　芪30g　龙眼肉15g
酸枣仁20g　西洋参10g　木　香15g　甘　草10g
当　归10g　远　志15g

二诊：服上方后患者仍感乏力，白天时有汗出，寐差，上方加麦冬10g、五味子15g、煅龙骨30g、煅牡蛎30g、浮小麦10g、夜交藤15g以加强安神定志敛汗之功。

三诊：患者自觉心慌、胸闷明显好转，睡眠亦明显改善，微感咽部吞咽异物感。上方加厚朴12g、半夏12g、生姜3片、苏梗12g以开郁化痰。10天后复诊，诉诸症基本消失。

2. 张某，女，46岁。

主诉：反复心悸、胸闷1年，加重1周。

现症见：心悸、胸闷，伴有胸部隐痛，短气，头晕，纳呆，失眠多梦，四肢倦怠，平素多疑。舌质淡红，苔薄白，脉细弱。

既往史：健康，无高血压、糖尿病、冠心病等病史。

查：心率85次/min，生化全项检查：未见异常。胸片：正常。心电图：正常。心功能检查：大致正常。心脏彩超：未见异常。动态心电图：窦性心律，窦性心动过速，心率最高可达128次/min，未见ST-T改变。

中医诊断：心悸（心脾两虚，神失所养）。

治法：补益心脾，养血安神。

处方：黄　芪30g　党　参30g　白　术15g　茯　苓10g
酸枣仁20g　丹　参15g　当　归10g　龙眼肉15g
柏子仁15g　木　香6g　夜交藤15g

二诊：服上方5剂后，自觉诸症减轻，自此增强信心，坚持服用15剂后，精神体力均基本恢复。

（三）健脾化痰、解郁安神治疗心血管神经症

吴某，男，50岁。

主诉：胸闷气短、咽部不适1月余。

现症见：胸闷气短，呼吸不畅，咽中如有异物梗塞，咯之不出，吞之不下，偶感心慌心悸。舌质较红，苔薄腻，脉弦缓。

查：血压120/70mmHg，双肺呼吸音清晰，心率65次/min，律不齐，可闻及期前收缩3～5次/min，心电图：偶发房性期前收缩，胸部CT：正常。

中医诊断：郁证（痰气郁结，心神失养）。

治法：健脾化痰，解郁安神。

处方：厚　朴20g　法　夏10g　紫　苏15g　茯　苓15g
柴　胡15g　枳　壳15g　陈　皮10g　生　姜5片
川　芎15g　白　芍20g　香　附15g　甘　草10g

二诊：服药7剂后自诉胸闷气短、心悸症状明显改善，期前收缩发作次数减少，咽中不适程度减轻。守上方加甘松10g，继进7剂。

三诊：自觉喉头不适感消失，偶有胸闷心悸，但呼吸顺畅。舌淡红，苔薄润，脉弦缓。心率66次/min，律齐，未闻及期前收缩。守方带药7剂，以调理善后。

按语：本患为郁证，证属痰气郁结，心神失养。治宜健脾化痰，解郁安神。方用半夏厚朴汤合四逆散加减。二方合用恰为疏肝理气化痰解郁之主方，故临床应用，每每效验。如兼见痰热证，可合用温胆汤或旋覆代赭汤，以化痰清热、理气降逆。

（四）滋阴降火、宁心安神治疗心血管神经症

林某，女，48岁。

主诉：反复胸闷、心悸2年，加重3天。

现症见：胸闷，心悸，虚烦不宁，失眠多梦，头晕，耳鸣，精神不易集中，腰腿酸软，咽干口燥。舌红少苔，脉沉细。

查：心率70次/min，生化全项检查：未见异常。胸片：正常。心电图：正常。心脏彩超：二尖瓣轻度反流。

中医诊断：心悸（阴虚火旺，心肾不交）。

治法：滋阴降火，交通心肾。

处方：玄　参 15g　　北沙参 15g　　女贞子 15g　　麦　冬 15g
　　　五味子 15g　　当　归 15g　　熟　地 15g　　佛　手 12g
　　　生　地 15g　　丹　参 30g　　黄　连 10g　　白　芍 15g
　　　桔　梗 10g　　柏子仁 30g　　酸枣仁 30g　　远　志 15g

二诊：服上方 5 剂后，自觉诸症减轻，自此增强信心，坚持服用 15 剂后，精神体力均基本恢复。

（五）滋阴补肾、宁心降火治疗心血管神经症

王某，女，43 岁。

主诉：心悸心烦，头晕耳鸣，潮热多汗，夜不能眠反复发作 1 年。

现病史：患者 1 年前开始出现心烦心悸，失眠多梦，潮热多汗，颜面烘热，头晕耳鸣，记忆力减退，伴有手足心热，曾到外院就诊，未发现器质性病变，用药治疗未见明显好转。上症反复发作，为求进一步治疗就诊于我院门诊，现症见：心悸心烦，头晕耳鸣，潮热多汗，夜不能眠，饮食少，二便正常。舌红少津，苔薄黄，脉沉细数。

既往史：否认冠心病、高血压、糖尿病等其他疾病。

查：血压 120/80mmHg，心电图：正常。

中医诊断：心悸（心肾不交）。

治法：滋阴补肾，宁心降火。

处方：枸杞子 15g　　熟　地 15g　　山萸肉 15g　　五味子 15g
　　　丹　皮 10g　　泽　泻 15g　　茯　苓 10g　　酸枣仁 15g
　　　远　志 15g　　女贞子 15g　　地骨皮 10g

二诊：自诉服药后，潮热汗出症状明显好转，现仍失眠多梦。按上方加莲子心 10g、合欢皮 15g、钩藤 15g、珍珠母 20g。

连续服 12 剂痊愈。

按语：方中山萸肉、五味子补肾滋阴；远志、酸枣仁宁心安神，生心中之血；地骨皮清虚热；泽泻、丹皮清实热；茯苓渗湿引热从小便而出，女贞子补阴，清心安神，熟地滋阴填精。根据失眠具体情况对酸枣仁的用法也不同，偏于脾虚血少者熟用为佳，肾阳亏虚、心火不降、心肾不交以生酸枣仁为宜。

第四章 名医访谈

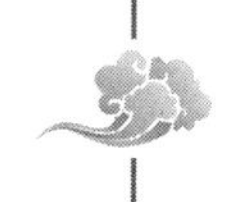

主持人：杨老师您好，作为中西医结合治疗心血管疾病的专家，您深受患者爱戴和学生尊敬，在业界也获得广泛赞誉，我们都很想知道您是怎么走上中医之路的？

杨积武教授：小时候身体不好，父母带着我去医院看病，看病时我看到医生很辛苦、认真地把患者的病治好了，这样使我喜欢上了医生这个行业。我从小学到高中在丹东念书，1962年从丹东第一高中毕业以后，我考到了辽宁中医药大学（辽宁中医学院），在这当中接受《内经》、《伤寒》、中药、方剂等这些中医基础教育，然后又学习到西医的基础知识，如微生物学、解剖学、生化等等，然后慢慢的就是临床课程内外妇儿等的学习，在这一路当中，我们都认真地学习，学校经常考核，所以我们都有比较扎实的基本功。这样一来，我们慢慢地就走上了医疗这个道路。因为在这段时间内，我家庭情况比较困难，父母退休，没有工作，我是全靠助学金来念书，所以我在此非常感谢我们的党和国家。如果没有党，那么我念不起这个医学。通过六年的学习，我逐渐地掌握了医学知识。在1968年，我大学毕业被分配到庄河一个农村医院工作。在工作当中，我们将这些基础知识和临床知识结合，对病人进行治疗，看了不少患者，很受患者欢迎，有些西药用药效果不太理想，用完中药后患者痛苦很快减轻，解决了不少患者的疾苦。这段时间使我更加萌生了对中医的热爱，更加深入地学习中医。患者胃疼，我们通过针灸，用点中药，病很快就好了，慢慢的我对中医的认识就更加深刻了。到1971年，我被调回辽宁中医学院任教，我作为中医内科教师，经常带着学生到下面农村实习，那时候实习和现在不一样，我们几个教师带着二三十个学生到县医院进行临床实习，同学们管床，有问题他们就会找我们，我们解决他们的问题，这样的实习经历是比较深刻的。过了两三年以后，我到辽宁中医学院附属医院从事临床工作，当时我在内三科进行工作，全院心血管重症、呼吸、血液患者都在内三科，我在这里向老大夫学习，在田嘉禾、孙允中、王文彦这些老大夫们的带领下，我更加坚定地学习中医，他们的临床经验告诉我们中医是很难学的，但治病的效果是非常好的，这些老大夫有着非常丰富的临床经验，通过跟他们看病学习，我还看到他们的医德高尚，他们全心全意为人民服务，从来都没有叫苦，虽然工资不高，但是工作是那么认真，那么负责，把最好的精神都教给了我们。我在内三科学习了五六年以后，组织为了培养我，把我调到内科急诊室工作。我在内科急诊室工作了五六年以后，当了急诊科的副主任。又过了一两年，为了响应国家的号召，成立了中医急症病房，我当了主任，病房组建成功后，1986年末我被调回内三科担任科主任。在内三科工作几年以后，我们又成立全院的心血管内科，我担任心血管内科主任，主持心血管科的工作。此时心血管科主要负责全院的重患，我在这里一直工作到退休。在心血管科我学习到了很多新的东西，经常进行学术交流，学到许多中医药治疗心血管疾病的知识，用中药去抢救心血管疾病也有很大的收效，发表了多篇文章。

主持人：谢谢老师如数家珍地介绍自己的经历，老师在学医过程当中的这个经历也告诉我们，基础不牢地动山摇，所以对我们现在来说呢，年轻的中医一定要夯实基础。那今年也是我跟老师出诊的第三个年头了，老师的学术思想和严谨的治学态度深深影响着我。那同时我也想问老师，在您一路成长为名中医的过程当中，有哪一些人对您产生了重要的影响？那大概是一个什么样的影响？

杨积武：我这一路走来，首先要感谢党组织和院领导对我的培养，因为他们不断地提携我，安排我到重要的工作岗位上进行锻炼，在这当中还有许多的老大夫，比如田嘉禾、王文彦等这些人，他们对我的影响也挺大的，他们的医疗作风是值得我学习的，我继承了他们的优良传统，严格要求自己，一步步走到今天。

主持人：老师，那您认为作为一名优秀的中医，应该具备什么样的素质？

杨积武：一名优秀的中医，首先他要热爱党热爱国家，因为我们是为中国人民服务的，所以一定要爱党和爱国。另外还有一点，自己一定要有一个努力上进、勤奋刻苦、不断奋进的精神，这样才能学好中医。学中医，一定要将中医理论与临床实践相结合，这样就能够总结出自己的经验。

主持人：您能谈谈对于中医这个职业的看法吗？

杨积武：医生职业是高尚的，因为他是为人民服务的，为人民服务是不索取的，所以医生这个职业是受人尊重的，我们一定要学习好党对我们的各项要求，一定要学习好我们的医疗知识，要全心全意为人民服务，为患者服务。

主持人：2020 年也是特别不平凡的一年，突如其来的新冠肺炎疫情，打乱了全世界的节奏，那么我们中国，举全国之力，抗疫取得积极成效。那学生想问一下老师，您是如何面对国内的一些公共卫生事件或者情况的？能不能举个例子？

杨积武：国家出现了疫情，我们医务工作者应当挺身而出，奋勇前进，这是我们义不容辞的责任。疫情之初，在医院党委的领导下组织了老中医来讨论相应方剂，经过讨论通过，筛选比较好的方剂，然后医院自己做，做完以后给患者应用，这些都是我们应该做的。

主持人：那老师您一路走来，实现了什么理想？

杨积武：这一路走来，我实现了自己的理想，学了医学，特别是考了中医，走上中医之路，在这些老专家和院领导的培养下，我逐步从一个医生走到了科主任，带领全体医护人员共同和疾病做斗争，在这当中我们也总结了不少中医治疗急重症的经验，这样一来使我们能够更好地为群众服务。

主持人：在学生的眼中，您是一位慈眉善目的长者，在患者的眼中，您是一位精诚仁爱的医者，当患者有各种各样的问题时，您总是不厌其烦地为他们解答，有些患者对一些术语不太理解的时候，您总是用通俗易懂的语言为他们解释，比如中医上的脉络瘀阻，通过西医的检查我们发现是动脉硬化斑块形成，那么老师就会打比方说是暖气管道生锈，这样患者就很好理解了。您跟患者沟通的这个方式同时也让学生们受益匪浅，想问问您如何看待医患关系？能谈一谈您是如何对待患者的吗？

杨积武：医患关系如同鱼和水的关系，毛泽东主席早就教导我们说为人民服务，我们从事医生这个职业，就是要全心全意为人民服务，老百姓来看病，他们需要我们，我们不应该摆出任何架子，我们应该认真地、耐心地、温和地询问病史，细致地、认真地检查患者，根据患者的舌苔脉象确诊患者是什么病、什么证，这样我们才可以施以方剂进行治疗，所以患者与我们就是鱼和水的关系。

主持人：老师您觉得如何建立良好的医患关系？您行医的路上有没有什么印象深刻的故事可以分享给我们。

杨积武：我为患者看好病，患者很感谢我，给我送来礼物，我们是绝对不能收的，为患者治病是我们应该做的，有些患者心搏骤停，我们抢救过来，患者事后来感谢我们，为我们写感谢信，我们作为党培养下的医者，应当全心全意为人民服务，不应当求什么，就应当很好地为人民服务。

主持人：老师您认为学习和从事中医可以分为哪几个阶段，能不能给我们介绍下您学习和研究中医的一个方法？

杨积武：从我自身体会，我自己学习中医经历了这么几个阶段：首先我从考大学以后，基础的学习开始就是三基三严，中医基础课程我学习得都比较全面，西医的基础课程学习也比较全面，这样就为以后的工作奠定了基础。经过中医基础研究和临床学习后，就会掌握用中医的方法进行辨证施治、看病了。对于这个病，我们从中医的角度来看，比如胸痹，包括得比较多，从西医诊断来看，也包括得比较多，那么胸痹到底属于西医的哪个病，治好这个病便于我们总结经验。因此，中医与西医结合的治疗给我们增加了不少的有力武器。毕业后，到了基层，下乡后，百姓对中医非常热爱，通过中医的应用，就增加了医疗方面的一个新方法，有些病不是西医可以完全解决的，而增加中医方法之后，疾病很快就痊愈了。举个例子，我在基层农村的那个时候，遇到需要手术的胆绞痛患者，选用益气活血、清热解毒止痛的中药，患者很快就得到了缓解，不需要手术了，后来长期服用中药就能够治愈，这个阶段给我留下了很深的印象。第三个阶段，我被调回大学，从事中医内科教学工作，通过中医内科教学工作，加深了我对中医内科理论的认识。第四个阶段，我又回到临床工作，回到大学附属医院临床工作后，我又丰富了自己这个临床经验，在理论上也有很大的提升，后来我成为主治医、科主任，对许多病的治疗也有了临床经验，发表了很多文章。所以总的来说，学习中医和从事中医的这四个阶段，我觉得都是在党和领导的关怀下，逐步地培养我，才到现在这个程度。

主持人：我们都知道学经典、做临床、跟名师、读百家，那么经典的学习在您的身上起到了什么样的作用？您觉得医学经典对我们有什么样的指导意义？

杨积武：前人的临床经验汇总起来变成经典，我们学习经典，为以后学习中医药临床治疗带来方便，是条捷径。学习经典可以避免在临床中走弯路，经典里的内容都是精辟的，所以我们一定要学好经典。但是经典不是万能的，我们应当将经典结合自己的临床实践，变成自己的一套理论体系，这样就比较好一些，就会掌握更好、更快捷地为人民服务的本领。

主持人：请问老师您门诊都采集患者的哪些信息？如何全面地认识患者的病因病机？有哪些因素会对疗效产生影响？您又是如何理解这些因素的？

杨积武：我们看病过程中一定要详细询问患者的病史，病史可以给你提供患者疾病的轮廓，再通过望、闻、问、切大概了解患者病情的虚实，通过这些方法我们就可以很好地诊查病人。确诊之后，我们一定要在病志中详细记载，同时我们还需要一套西医的诊断方法，这样对于我们深刻认识疾病有一定的好处，特别是现在，西医检查方法多，我们把这些方法结合在一起为中医服务，比如胸痹，内容包括很多，冠心病心绞痛属于这个范畴，有的患者胸腔有肿瘤，也会引起疼痛，也属于胸痹，有的患者神经官能症也会引起胸痹。我们怎么区分，此时就需要我们掌握更多的中西医知识，这种情况下，我们就需要辨病与辨证相结合，这样才能更好地总结自己的临床经验。

主持人：跟老师出门诊的过程当中，我也看到临床上心血管疾病的患者多见于冠心病和心衰这两大类，那么老师您是如何理解冠心病和心衰的治疗？

杨积武：冠心病属于中医胸痹的范畴，有些冠心病属于中医心悸的范畴，但是胸痹的范畴是比较多的，因为有胸痛；如果摸到脉搏紊乱，就属于心悸范畴，所以辨证时大家一定要注意。中医治疗冠心病，冠心病的患者老年人居多，大部分是气血亏虚、血行不畅，因此我们在临床中治疗这类患者常常采用益气活血止痛的方法；还有一部分胸痹患者是心肾阳虚比较重，继发出现下肢水肿、胸闷气短，这样的患者就出现心衰了，我们在治疗这类患者时主要是以补心、肾阳气药物为主，利水药物为辅，所以我们用真武汤进行加减，疗效还是比较不错的；有些患者心率比较慢的，西药强心药用不了，这种情况，我们选用助阳、益气的治疗原则，在临床上取得了很好的疗效。

主持人：老师，想问一下您在人才培养方面有哪些经验？

杨积武：我当科主任22年，我是全院担任科主任时间最长、工作科室最多的主任，在此阶段我培养了七八位科主任，他们有心内科的、干诊科的、针灸科的、风湿科的，等等，培养人才是我们义不容辞的责任。我对他们的培养是很严格的，第一条，他们必须忠于党，热爱国家；第二条，他们必须有积极向上的精神，好学不厌，努力学习；第三条，他们必须热爱父母，热爱自己的家庭。

主持人：老师，您能对我们后辈赠送几句话么？

杨积武：你们要热爱党，热爱国家，努力学习，勇往直前，刻苦学习中医的经典，进行临床实践，这样你们才能成为有用的人才。

主持人：听了老师的教诲，我们都受益匪浅，有所思、有所悟。作为中医学子，我们需要既脚踏实地又志存高远；既修身自强又时刻牢记老师对我们的殷切期望，推动祖国医学的传承、创新、发展。

32